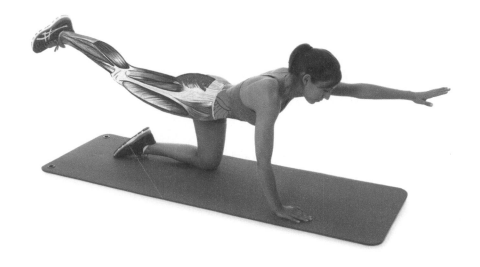

无器械减重训练
彩色图谱

MASSFIT Los mejores entrenamientos
para adelgazar y estar en forma

[西] 派多特里布团队（Equipo Paidotribo）著

汤璐 译

U0258211

人民邮电出版社

北京

图书在版编目（CIP）数据

无器械减重训练彩色图谱 / 西班牙派多特里布团队
著；汤璐译. -- 北京：人民邮电出版社，2023.7
（悦动空间）
ISBN 978-7-115-61745-3

Ⅰ. ①无… Ⅱ. ①西… ②汤… Ⅲ. ①减肥—运动训
练—图集 Ⅳ. ①R161-64

中国国家版本馆CIP数据核字(2023)第083105号

◆ 著　　　　[西]派多特里布团队（Equipo Paidotribo）
　　译　　　　汤　璐
　　责任编辑　刘　朋
　　责任印制　陈　犇
◆ 人民邮电出版社出版发行　　北京市丰台区成寿寺路 11 号
　　邮编　100164　电子邮件　315@ptpress.com.cn
　　网址　https://www.ptpress.com.cn
　　涿州市般润文化传播有限公司印刷
◆ 开本：787×1092　1/16
　　印张：8　　　　　　　　　2023 年 7 月第 1 版
　　字数：128 千字　　　　　2025 年 4 月河北第 2 次印刷
　　著作权合同登记号　　图字：01-2023-0218 号

定价：59.90 元
读者服务热线：(010)81055410　印装质量热线：(010)81055316
反盗版热线：(010)81055315

内 容 提 要

　　本书是一本完整的无器械减重训练可视化指南，共包括 12 套 80 多个涉及臀部和核心区域的基本训练动作。针对每一个训练动作，都用图示的方式进行展示，并详细介绍了重点锻炼的身体部位、重要事项、动作指引等，尤其是为不同水平的训练者设计了相应的难度级别。书中的训练动作有配套的教学示范视频，读者使用智能手机或者平板电脑扫描相应的二维码即可进行观看，跟着练习，提高效率。

　　利用本书所介绍的方法，无需专门器械即可在家庭、办公室以及其他场所进行卓有成效的训练。本书适合不同水平的健身爱好者使用。

本书原著制作人员

文本编辑：安格拉斯·托梅·弗兰奇（Ángeles Tomé Franchi）

版式设计：琼·莫雷诺（Joan Moreno）

插图绘制：米丽娅姆·费隆（Myriam Ferrón）

摄影：诺斯·索托（Nos i Soto）

如何使用本书

本书包含 84 段短视频，你在连接网络后，用手机或平板电脑扫描页面上出现的二维码，即可进行观看。

锻炼部位

练习序号

练习说明

动作讲解

跟练视频

练习姿势

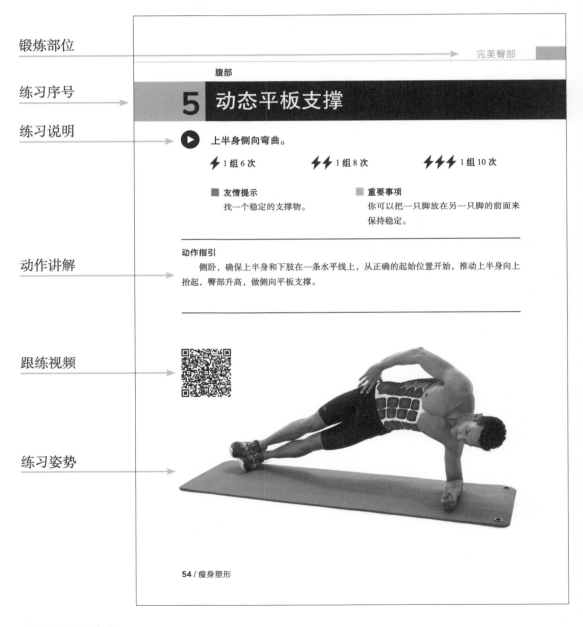

完美臀部

腹部

5 动态平板支撑

▶ 上半身侧向弯曲。

⚡ 1组6次　　⚡⚡ 1组8次　　⚡⚡⚡ 1组10次

■ 友情提示
找一个稳定的支撑物。

■ 重要事项
你可以把一只脚放在另一只脚的前面来保持稳定。

动作指引
侧卧，确保上半身和下肢在一条水平线上，从正确的起始位置开始，推动上半身向上抬起，臀部升高，做侧向平板支撑。

54 / 瘦身塑形

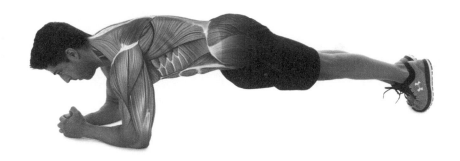

練習名称

身体部位

普拉提，为你塑造平坦小腹

腹部

臀桥 2

▶ 逐渐将背部抬离地面，然后慢慢放下。

⚡ 30秒　　　⚡⚡ 60秒　　　⚡⚡⚡ 90秒

难度级别

■ 友情提示
避免拱起或移动脊柱，不要使颈
椎受力过大。

■ 重要事项
身体下放时，要注意避免肩部和颈部代
偿发力，以防拉扯颈部。

注意事项

动作指引

　　仰卧，臀部和肩颈放松，手臂沿身体伸展，掌心向下。双腿弯曲至90°。吸气和呼气时，
腹部收紧，带动骨盆移动，脊柱因而受到有效支撑，然后逐渐上抬背部。吸气，保持这个
姿势。呼气，缓缓降低背部，下放的力量从胸椎通过腰椎逐渐传递到骶骨。

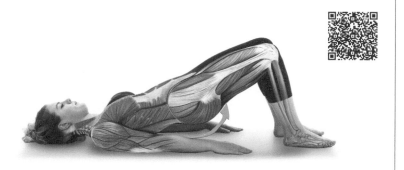

主题分类

目录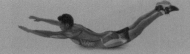

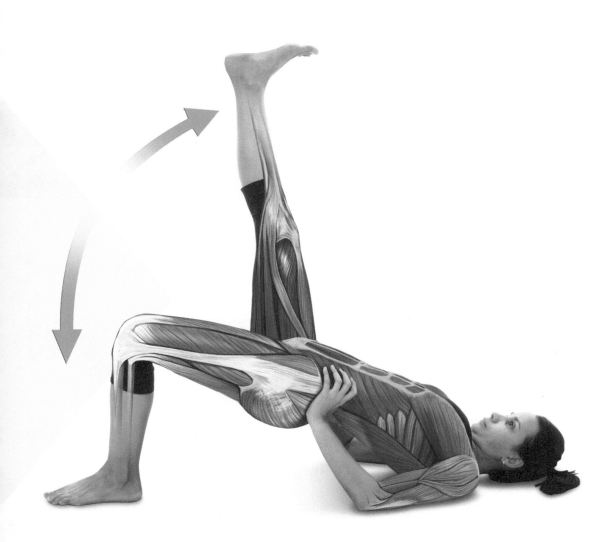

引言

加强体育锻炼以及保持强健的体魄能有效延长寿命和提高生活质量。多数现代人意识到了健康的重要性，以及运动对身体的积极作用。

在本书接下来的内容中，我们将向你介绍减重和塑形的锻炼方法。这些练习均由专业教练设计打造，并配有教学视频。

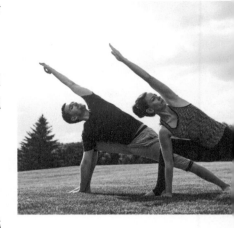

如何执行

为了获得最佳效果，你需要规划训练日程，切忌无休止地锻炼，而要学会倾听身体的需求，不要忽视它发出的疲劳信号。

训练的黄金法则：

> 一周一次 = 效果维持
> 一周多次 = 效果进阶

你可以根据自己设定的锻炼目标、初始身体状况和每天的闲暇时间来制定理想的训练频率。为了让训练变得更加轻松，本书中有只需 10 分钟的健身组合，也有 20 多分钟的锻炼项目。另外，每个练习中的动作组数、单项动作的重复次数及执行时间也都会根据练习者的水平相应地分为初、中、高三个级别。

切忌三天打鱼，两天晒网。规律和毅力才是实现和保持身体健康的秘诀。但每天硬性规定训练 2 小时也不合理，身体需要恢复，而且恢复也是训练的重要组成部分。

因此，为了能正确地执行训练计划，训练日历或训练日记会是非常有用的工具。它们能帮助你评估训练的进展情况和效果。

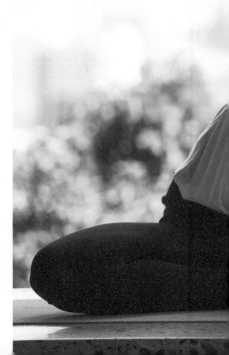

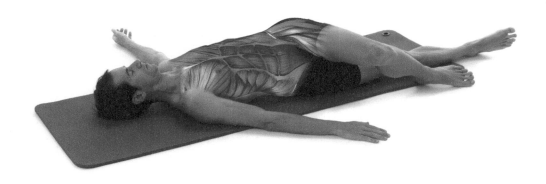

　　还要记住，训练求精不求多，正确的姿势能避免不必要的运动伤害，而过度训练或集中训练某一区域则会造成肌肉不平衡。

　　你必须遵循的基本原则是：如果你想锻炼某一块肌肉，就必须同时加强它的拮抗肌。如果你想增强腹部力量，那么背部肌肉也应该得到适当的锻炼。同时，定期拉伸也至关重要，因为力量训练必须同柔韧性训练相结合。

　　同样，为了身体健康，你必须注意保持能量摄入和消耗之间的平衡。这里，我们有一个简单的公式供你日常参考：

$$每天摄入的总能量 = 每天消耗的能量$$

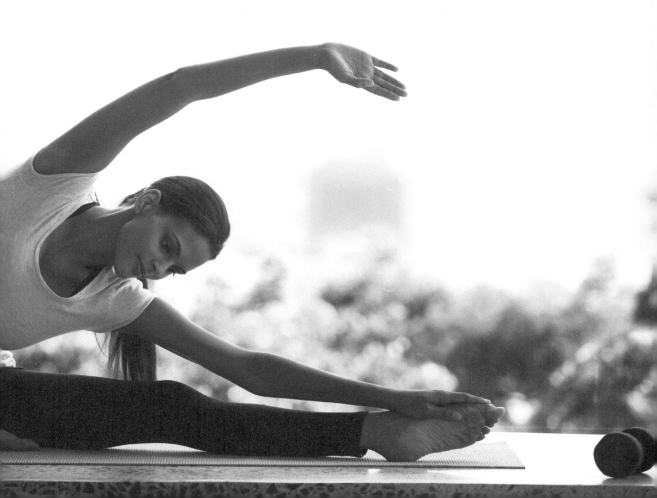

如何开始训练

在开始常规训练之前，你应该根据训练强度进行适当的热身。热身可以显著提升后续表现，降低受伤风险。

你可以从一些轻柔的伸展运动开始，待肌肉放松后再逐步增大强度。你可以原地或者小范围慢跑，同时搭配适当的动态拉伸。

坚持柔韧性训练非常重要，它可以有效防止训练中的运动伤害，并消除某些被忽视的肌肉紧张。

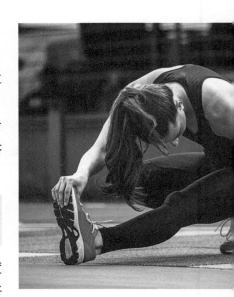

当谈到训练时，请记住肌肉就像弹力带。如果过度强调肱二头肌的训练，却忽略了肱三头肌，那么这就好像有一根结实有力的弹力带拉拽着你的前臂前部，而后部则仅有一根单薄脆弱的橡皮筋勉强维系着。这就会造成肌肉失调，从而导致不必要的失衡现象。因此，如果你想训练你的腹肌，就不仅应该进行腹部肌肉的训练，还应该加强背部的锻炼。

如何结束

训练结束后，腾出时间进行拉伸十分必要，这样才能保证肌肉具有良好的弹性，避免日常出现的肌肉紧张和不适。

如何拉伸

在这本书中，我们为你提供了静态和动态拉伸的方法，供你在锻炼和日常生活中使用。

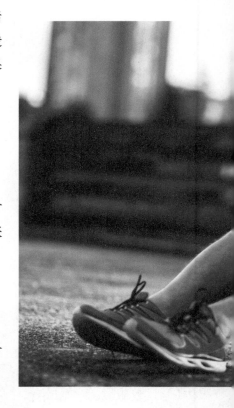

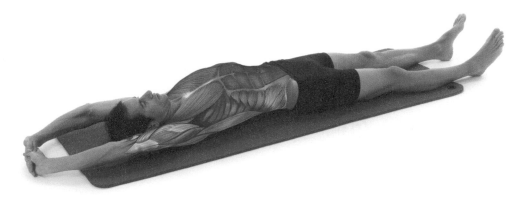

静态拉伸

静态拉伸是最常见和最安全的拉伸方式，它的动作和缓可控。进行静态拉伸时，你必须慢慢地移动，感受肌肉的延展，然后保持静止并持续一段时间。

动态拉伸

动态拉伸通过不断循环和重复一系列动作组合，将肌肉拉伸到理想的长度。这些动作必须有一定的惯性或速度，但是要避免意外失控或者用力过猛过快，否则关节、肌腱和韧带都有受伤的危险。

一些科学研究表明，在某些时候或出于特定目的，动态拉伸比静态拉伸更有优势。如果再结合慢跑和静态拉伸，就是最全面的热身方式了。

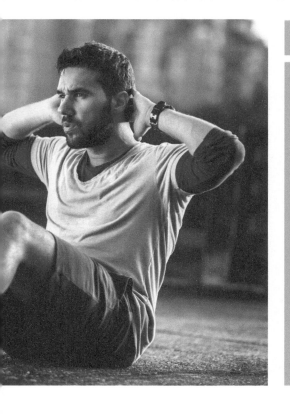

了解更多

如果你想找到更多的练习和锻炼方式，可以阅读以下图书。

《肌肉力量训练彩色图谱》
《拉伸训练彩色图谱》
《无器械力量训练彩色图谱》

特别提示：为了方便读者对照练习，有几个练习项目同时出现在了书中不同的地方。中文版遵循原著的编排方式。

动态拉伸

▶ 踝关节环绕

站立，将一只脚平放在地面上，另一只脚脚尖点地。重心落在平放在地面上的那只脚上，另一只脚几乎不承重。双手放置于臀部，或自然放松下悬于身体两侧。转动不承重的脚踝，脚尖不离开地面。每条腿做几个完整的踝关节环绕动作，以拉伸腿部前部、中部和外侧的肌肉。

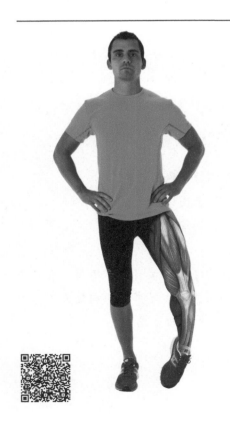

▶ 剪刀式

站立，双脚分开，与肩同宽。双手在身前交叉，与锁骨水平或稍低。伸展双臂，伸直肘部，向外和向后摆动。当手臂拉伸至极限位置时，你会感觉到胸部和肩部前面的肌肉绷紧，此时回到起始位置，重复这个动作。

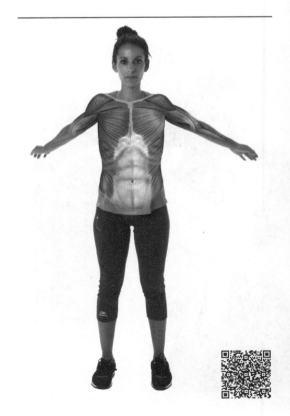

▶ 交叉伸展

尽可能地伸展后腿那一侧的臀部肌肉，同时举起另一侧的手臂，伸展脊柱，利用对侧的肩部施加最大的反推力，然后收回后腿，向前迈步。重复这个动作，拉伸另一侧的臀部和肩部。

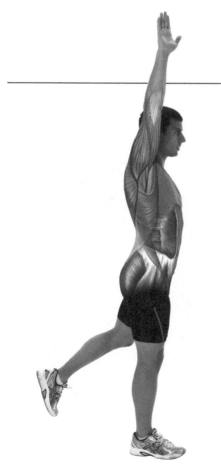

▶ 跨步扭转

做准备动作时，两臂横放于身体同侧，积蓄力量。另一侧的脚稍稍向前，以便做后续的跨步动作。然后，靠前的那只脚跨出一大步，你会感受到重心明显向下和向前移动。同时，两条手臂反向摆动，旋转上半身。接着，后脚向前迈步，手臂和上半身朝相反方向扭转。重复动作，直到完成指定时间的练习。

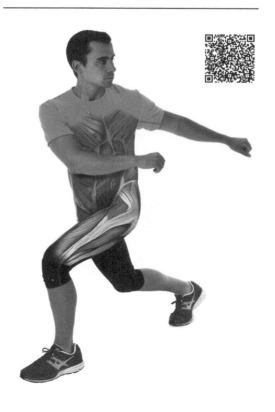

静态拉伸

 颈部侧弯

　　自然站立，双臂放置于身体两侧，双脚分开至与肩同宽，放松肩胛带的肌肉。眼睛直视前方，颈部向一侧倾斜，尽量将耳朵贴向同侧的肩部，进行拉伸。保持这个姿势，感受斜方肌的拉伸，此时肌肉会有些许的紧绷感。如果你想加大强度，可以试着压低被拉伸的那一侧的肩部。

 颈部旋转拉伸

　　站立或坐下，保持背部挺直，双手放于上胸部，靠近颈根部，略微偏向要拉伸的肌肉一侧。双手叠放，向内和向下用力，同时拉伸颈部，脸部朝向双手放置的相反方向。在最大拉伸点，你会注意到手部所在的胸部区域略微抬起，这是由于斜角肌对第一根和第二根肋骨产生了作用力。在这个最大拉伸点保持几秒的时间即可，然后换另一侧重复这个练习。

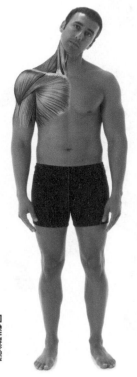

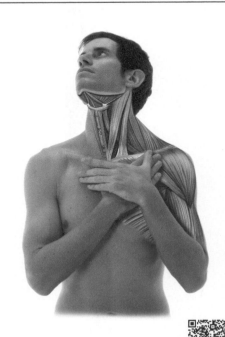

▶ 手指伸展

站立或坐下，双手手指交错，掌心朝外，缓缓向前伸展手臂。随着手臂的延展，你会感觉到肌肉愈发紧绷。依旧保持手指交叠的姿势，这次向上抬起手臂，直到越过头顶，掌心朝向天花板。在执行动作的过程中，只要在某一点感受到了肌肉足够的张力，就可以停止继续向前或向上伸展手臂，保持拉伸状态即可。需要注意的是，这个最佳拉伸点因人而异。

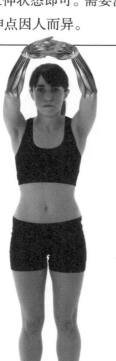

▶ 屈腕拉伸

站立，双臂向前，右手掌心向下，左手拇指放在右手掌心处，其他手指紧握右手手背，向下和向外拉伸右手，右手的手腕随之自然弯曲并向外旋转。此时，如果右侧前臂上部有被牵拉的感觉，则说明动作是正确的，因为这个练习就是要拉伸上髁处的肌肉。

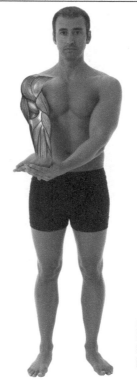

肘部后拉

 手臂后拉抬升

站立，举起双臂。弯曲一侧的肘部，将其放置于脑后。另一只手握住弯曲的肘部，向后拉动。力度越大，牵拉感就越强烈，就像大多数肱三头肌的拉伸运动一样。保持这种紧绷感几秒，然后回到初始位置。

背部挺直，眼睛看向前方。双手在背后互相紧握，双脚分开，与肩同宽，保持平衡。在肩部向后用力的同时，双手向上抬起，直到极限。保持这个姿势，重复上拉动作。

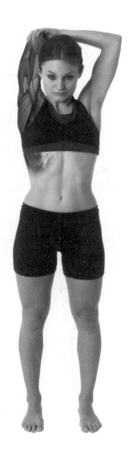

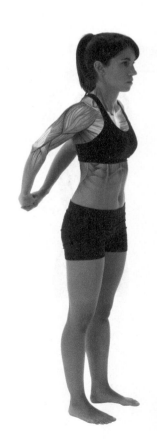

双手抱头

　　站立，双手轻轻放置于脑后，不要用力，肘部向前。保持背部挺直，双脚分开，与肩同宽。逐渐将双肘向外和向后打开，直到极限位置。此时，你会感觉到胸肌紧绷，保持几秒，然后回到初始位置。

蹲踞式上体弯曲

　　蹲下，双臂置于两腿之间，肘部弯曲，双手互相紧握。身体向前倾斜，弯曲上半身，感受整个背部的拉伸。到达极限位置时，请注意身体的平衡，并根据自己的水平保持这个姿势一段时间。

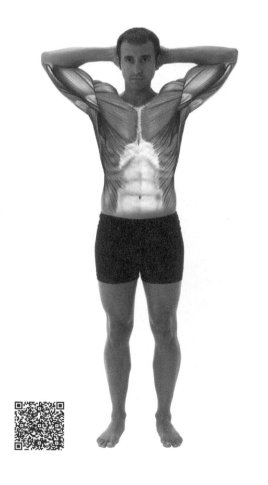

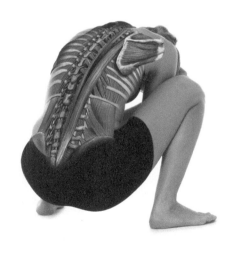

抬臂侧弯

站立，肩部外展，抬起一侧手臂。弯曲肘部并保持手掌朝前，就像发出停止信号一样。另一条手臂自然放置于身旁。从准备动作开始，抬起的手臂继续向上延展，并略微向前和向侧方摆动，同时你的上半身也会跟随手臂移动的方向倾斜。这个动作类似于自由泳中的手臂动作。当伸展到极限位置时，请保持几秒，以求达到最佳拉伸效果。

双臂前伸

站立，双脚分开，与肩同宽。双臂于胸前伸直，双手叠放，手指保持笔直。手臂同时向前延展，两手依然保持叠放的姿势，头部前倾，胸部压低，上半身尽量前倾，就好像在不移动双脚的情况下去努力够到前方的东西一样。根据自己的水平，保持这个姿势一段时间，感受上背部的拉伸。

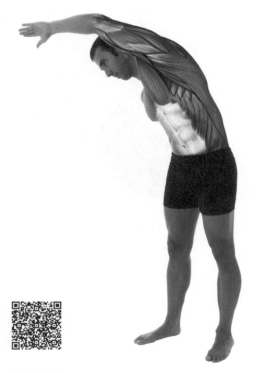

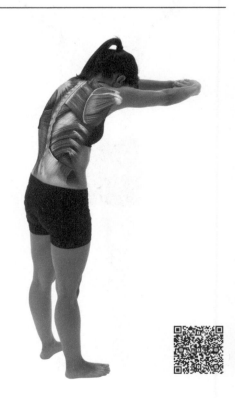

仰卧脊柱伸展

仰卧，双腿伸直，双手在头顶合十。手背朝向头顶，掌心朝外，就像要推开前方的东西一样。伸展手臂，双手依旧保持交叉状，这样双臂能尽可能地靠近垫子并与其平行。此时，你的腰椎会向上抬升，离开垫子形成明显的拱形。这个动作可以拉伸你的腹部肌肉，你也能很明显地感受到练习带来的张力。

 旋转拉伸

仰卧于垫子上，手臂向两侧伸展，需要拉伸的一侧手臂与上半身呈 90°。同侧的腿弯曲，脚底着地。另一条腿完全伸直，与上半身保持在一条直线上。旋转上半身，上背部依然保持与垫子接触，但下背部则逐渐与之分离。此时，弯曲的腿跨过另一条腿，膝关节内侧朝向垫子，但不要试图将其刻意压低去接触垫子。

双侧相扑式

站立，双脚分开，与肩同宽。膝关节弯曲至 100° 或 110°。上半身前倾，肘部放在膝盖上方。压低胸部，用肘部外推膝关节，将其分得更开一些。这个动作会使你的内收肌产生紧绷感。保持这个动作几秒。

双侧倒 V 式

站立，双脚分开，大于肩宽。背部挺直，上半身向前弯曲，伸直双臂，试图用手指碰触地面。如果做起来非常轻松，则可以缩小两脚之间的距离并重复练习，也可以尝试用指关节甚至整个手掌接触地面。

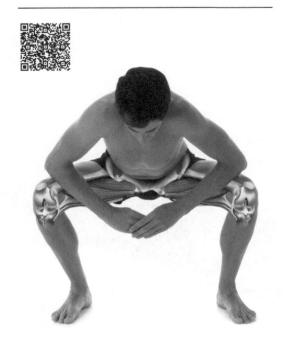

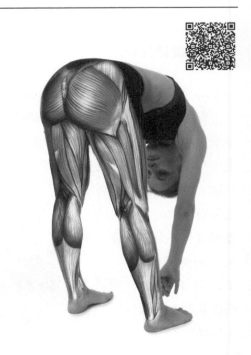

▶ 骑士式

在垫子上摆好准备姿势，将一侧的腿和脚放置在垫子上，另一条腿屈膝弯曲，像中世纪的骑士接受爵位时的姿势一样。这也是这个练习名字的由来。前腿那一侧的臀部和膝关节均弯曲至90°。开始时，后方大腿与上半身保持在一条直线上，而膝关节则跪于垫子上，弯曲至90°。在不移动支点的情况下向前移动，拉伸与后腿同侧的髋部。在练习过程中，上半身必须保持与地面垂直。当你感觉到伸展的臀部有紧绷感时，就可以停止继续往前拉伸了。

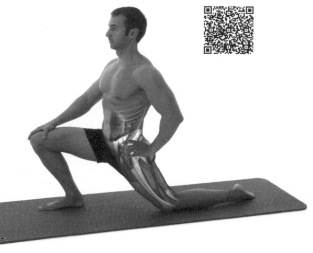

▶ 站立后屈腿

选择一个支撑物，站立于一旁。弯曲一条腿的膝关节，用同侧的手抓握住该侧的脚踝，向上和向后拉动小腿，使其贴近臀部。保持背部挺直，尽力向上拉动脚踝，使膝关节达到最大弯曲程度，脚跟尽可能地向臀部靠拢。你也可以通过向后稍稍拉动大腿，使其和上半身形成一定的夹角来增大拉伸强度。

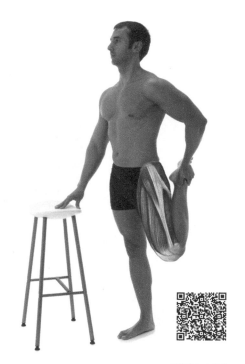

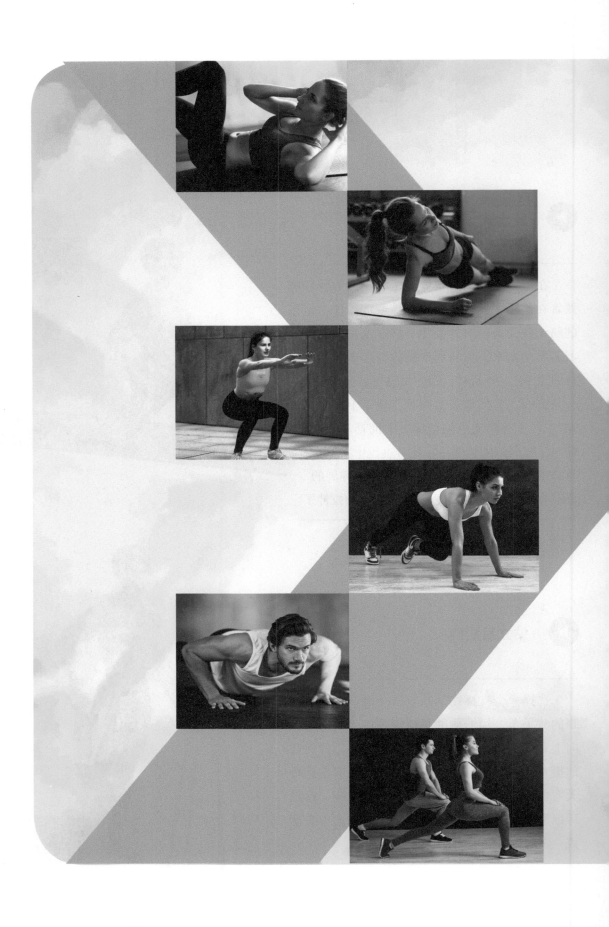

瘦身塑形

    想要瘦身和塑形，你就必须将力量练习与跳跃或原地跑步等有氧运动结合起来。

    为了达到最佳效果并避免受伤，我们建议你在训练前进行5~10分钟的动态拉伸，然后开始10~15分钟的有氧运动，如原地跳跃或跑步。最后，一边调整呼吸一边完成静态拉伸，放松肌肉，平静心绪。

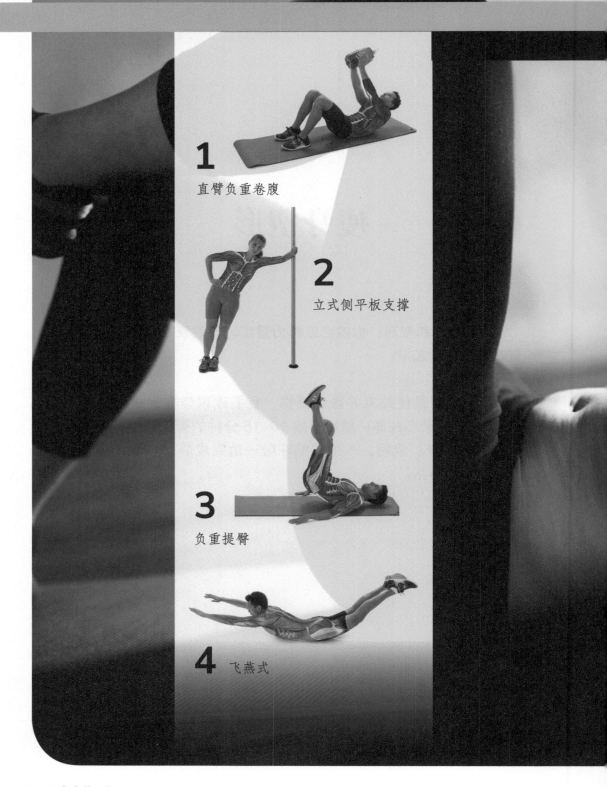

1

直臂负重卷腹

2

立式侧平板支撑

3

负重提臀

4 飞燕式

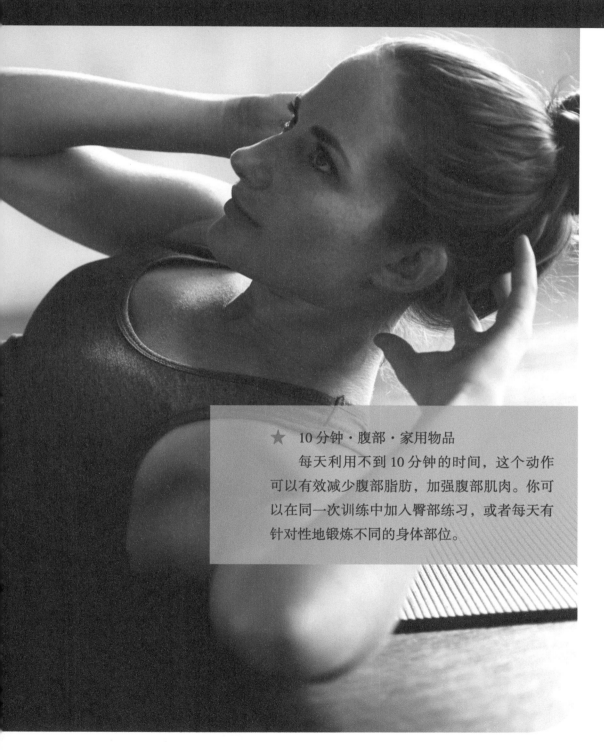

10 分钟减腹法

★ 10分钟·腹部·家用物品

每天利用不到10分钟的时间，这个动作可以有效减少腹部脂肪，加强腹部肌肉。你可以在同一次训练中加入臀部练习，或者每天有针对性地锻炼不同的身体部位。

腹部

1 直臂负重卷腹

▶ 将你的上背部抬离垫子。

⚡ 30秒　　　⚡⚡ 60秒　　　⚡⚡⚡ 90秒

■ **友情提示**

一旦开始练习，就不得随意移动腿部和弯曲臀部。

■ **重要事项**

关注腹部肌肉的锻炼。

动作指引

仰卧，臀部和膝关节弯曲。手臂举起，双手握住重物。你可以使用桶装水、书或健身球等物品进行负重练习。向上屈曲上半身，使其抬离垫子几厘米。将练习的幅度控制在这几厘米的距离内即可。

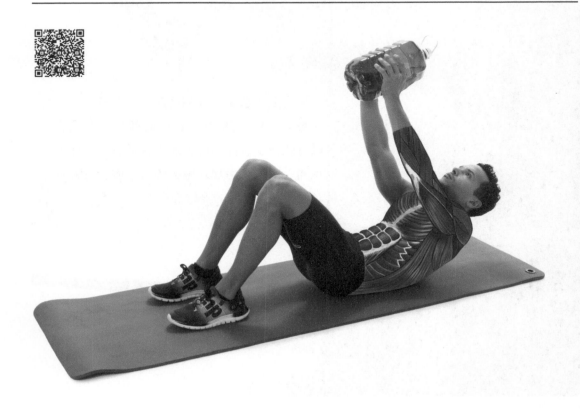

腹部

立式侧平板支撑 2

▶ 上半身侧向弯曲。

⚡30 秒　　　⚡⚡60 秒　　　⚡⚡⚡90 秒

■ 友情提示

为了保持稳定，你可以把一只脚放在另一只脚的前面。

■ 重要事项

寻找一个稳定的支撑点。

动作指引

站立，下肢和上半身保持在一条直线上，一侧的前臂靠在竖杆上，上半身向一侧弯曲，推动臀部远离竖杆。

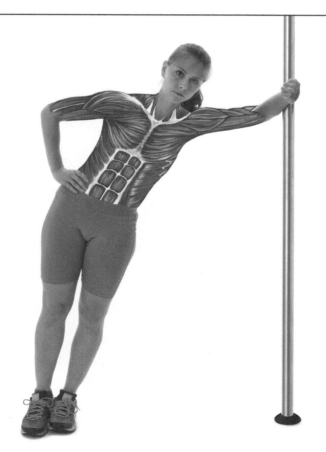

腹部

3 负重提臀

▶ 臀部和腰部抬起，离开垫子。

⚡ 30 秒　　　⚡⚡ 60 秒　　　⚡⚡⚡ 90 秒

■ 友情提示
避免腿部用力，动作要轻柔舒缓。

■ 重要事项
练习的目标是将腰臀抬离垫子，自始至终臀部的屈曲度都要保持不变。

动作指引

仰卧在垫子上，双腿抬起。选择一个重量合适的物体（如球、背包或脚踝沙袋），将其夹在两腿之间。膝关节伸展或略微弯曲，收缩腹部肌肉，努力抬升臀部和下背部。

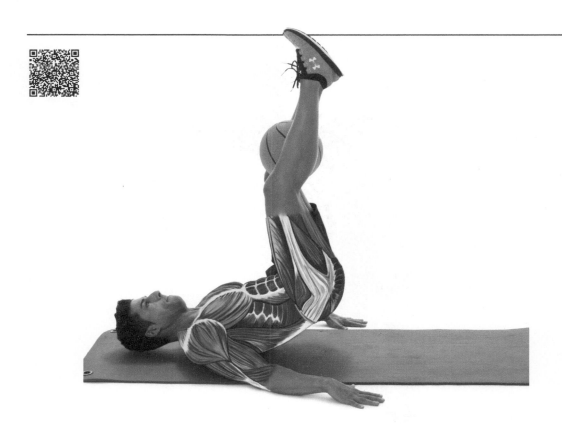

背部

飞燕式 4

 反向拱起身体。

⚡ 30秒　　　⚡⚡ 60秒　　　⚡⚡⚡ 90秒

■ **友情提示**
反向屈曲程度最大时，只有腹部贴紧地面。

■ **重要事项**
在动作的完成状态下，大腿和胸部应该离开地面。

动作指引

面部朝下，俯卧在地上，四肢伸直。从这个准备姿势开始，反向拱起身体，使双臂和双腿向上抬升，与地面分开，最大限度地伸展脊柱。这个动作看似简单，但要形成有效的弧度并保持几秒并不容易。

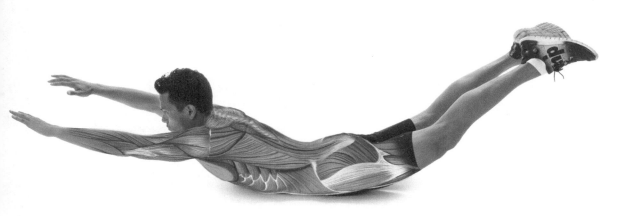

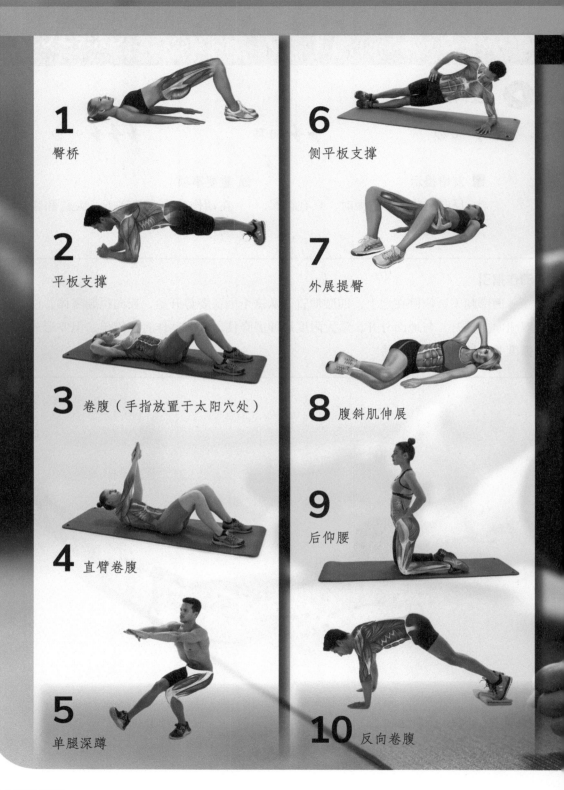

1 臀桥

2 平板支撑

3 卷腹（手指放置于太阳穴处）

4 直臂卷腹

5 单腿深蹲

6 侧平板支撑

7 外展提臀

8 腹斜肌伸展

9 后仰腰

10 反向卷腹

平坦小腹

★ 45 分钟·腹部·无需物品辅助
通过燃烧多余的脂肪来塑造美妙平坦的腹部。理想的练习模式是隔天搭配针对另一个身体部位的训练。同时，不要忘记中间休息一天。

臀部

1 臀桥

▶ 抬起骨盆。

⚡ 1组8次　　　⚡⚡ 1组10次　　　⚡⚡⚡ 1组12次

■ **友情提示**
避免强行拉伸颈椎。

■ **重要事项**
背部保持挺直并与大腿在一条直线上，而不要向一侧倾斜。

动作指引

　　面部朝上，平躺在地上，背部和脚底着地，膝关节弯曲，颈部放松。伸展臀部，抬起骨盆，直到上半身与大腿平齐，然后回到初始位置。如果这个练习对你来说非常容易，则可以在下腹处放置杠铃片、哑铃或负重袋，适当增加阻力。

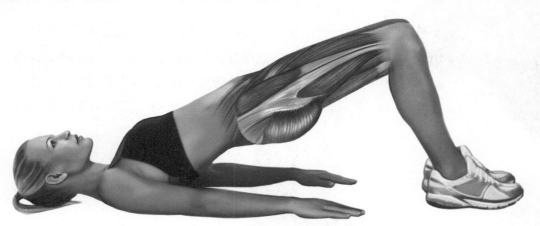

腹部

平板支撑 2

▶ 保持姿势。

⚡ 30 秒　　　⚡⚡ 60 秒　　　⚡⚡⚡ 90 秒

■ 友情提示

身体保持水平，避免向下塌陷。

■ 重要事项

尽量保持下肢和上半身在一条水平线上。

动作指引

面部朝下，俯卧在地上，用脚尖和前臂抬起身体，使上半身和下肢保持在一条水平线上。此时，腹部肌肉会主动用力来保持身体水平，所以请尽可能长时间地保持这个姿势。

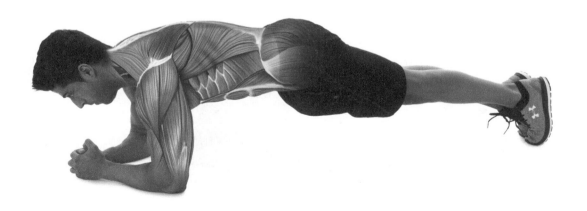

腹部

3 卷腹（手指放置于太阳穴处）

▶ 上背部抬离地面。

⚡ 1组8次　　⚡⚡ 1组10次　　⚡⚡⚡ 1组12次

■ **友情提示**

不要牵拉颈部，否则会对颈椎造成伤害。重点是锻炼腹部的肌肉。

■ **重要事项**

一旦练习开始，就要避免移动双腿和弯曲臀部。

动作指引

仰卧，手指放在太阳穴处，臀部和膝关节弯曲。上半身向上和向前屈曲，但幅度不要太大，只需要将背部抬离垫子即可。

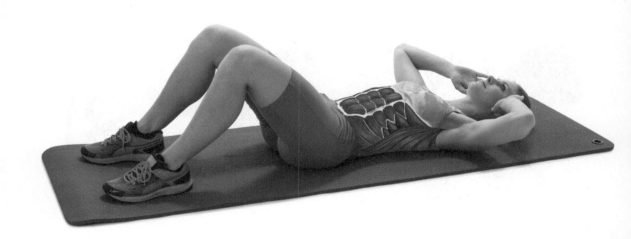

腹部

直臂卷腹 4

 上背部抬离地面。

⚡ 1 组 8 次　　⚡⚡ 1 组 10 次　　⚡⚡⚡ 1 组 12 次

■ **友情提示**
一旦开始练习，就要避免移动双腿和弯曲臀部。

■ **重要事项**
练习时，将动作幅度控制在几厘米的范围之内即可。

动作指引

面部朝上，平躺在垫子上，臀部和膝关节弯曲。双臂向上，双手叠放，手指指向天花板。上半身微微向上抬起，使上背部同垫子分离，手指末端顺势向上延展几厘米。这个练习看似动作幅度不大，但重复几次或者保持最后的姿势几秒，你就能感受到它的效果。

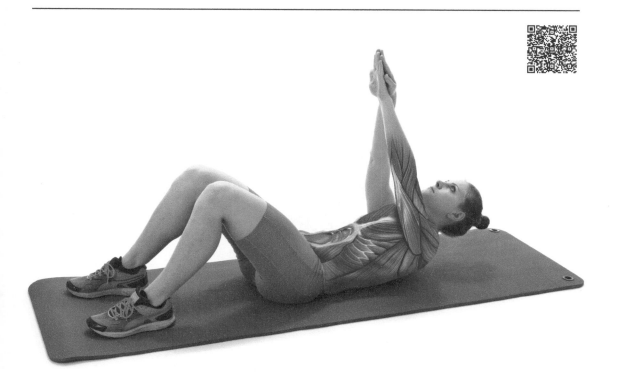

腿部

5 单腿深蹲

▶ 伸展和弯曲一条腿，另一条腿保持抬高。

⚡ 1组8次　　⚡⚡ 1组10次　　⚡⚡⚡ 1组12次

■ 友情提示
背部挺直，切忌含胸驼背。

■ 重要事项
下蹲过低会损伤膝关节。

动作指引

　　站立，向前伸展双臂，使其与上半身垂直。将一只手的手掌放在另一只手的手背上，弯曲你的膝关节和臀部至90°甚至更小角度。保持一条腿抬高，重心落在下蹲的腿部。

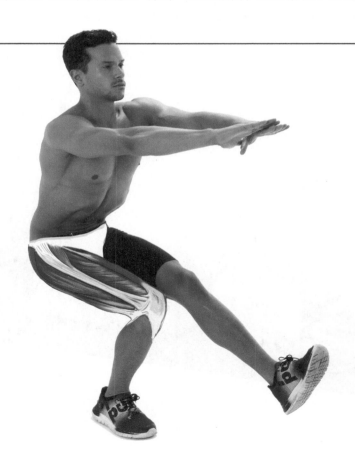

腹部

侧平板支撑 6

▶ **将臀部抬离垫子。**

⚡ 30 秒 　　　⚡⚡ 60 秒 　　　⚡⚡⚡ 90 秒

■ **友情提示**
保持身体稳定。

■ **重要事项**
你可以把一只脚放在另一只脚的前面来保持稳定。

动作指引

　　侧卧于垫子上。一侧的脚部、大腿和前臂紧贴垫子作为支撑。然后尝试将上半身与下肢抬起，二者呈一条直线。此时，只有一只脚和一条前臂撑在垫子上来保持身体平稳。当你这样做时，臀部将自然同垫子分离。

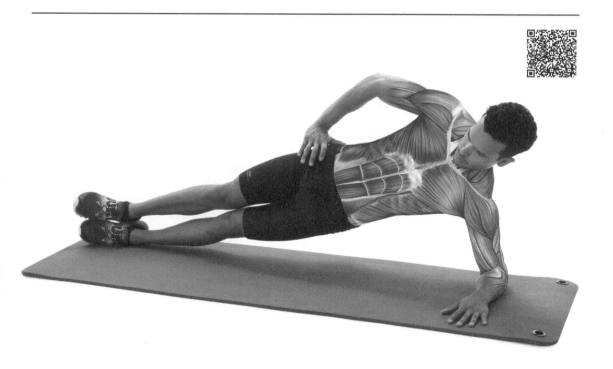

髋关节

7 外展提臀

▶ 抬升臀部。

⚡ 1组8次   ⚡⚡ 1组10次   ⚡⚡⚡ 1组12次

■ **友情提示**
避免颈部后侧用力。重量应该落
在上背部和双脚处。

■ **重要事项**
放松颈部，避免颈椎用力。

动作指引

仰卧在地上，膝关节弯曲，双脚触地。抬起臀部，用双脚和上背部来支撑身体。膝关节分开，臀部保持抬起。这个练习不仅能锻炼到你的臀大肌，同时也能有效锻炼臀中肌和臀小肌。

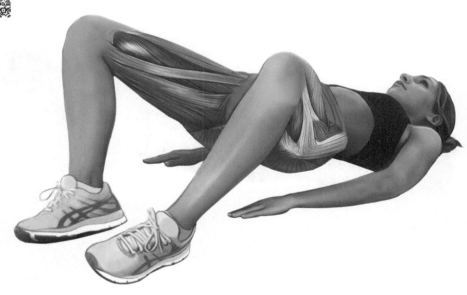

腹部

腹斜肌伸展 8

▶ 抬起上背部。

⚡ 1组8次　　⚡⚡ 1组10次　　⚡⚡⚡ 1组12次

■ 友情提示
放在颈部后侧的手不能施力，也
不可拉扯头部。

■ 重要事项
腹部动作节奏缓慢且富有控制力。

动作指引

　　如下图所示，侧卧在地上，臀部和膝关节弯曲。你可以把一只手放在腹部来感受它的
伸缩，另一只手放于颈部后侧，但不要拉扯颈部。上半身侧向抬升，腋下和臀部靠拢。这
个动作的幅度不大，你要做到节奏缓慢且富有控制力，这样才能达到最佳的练习效果。

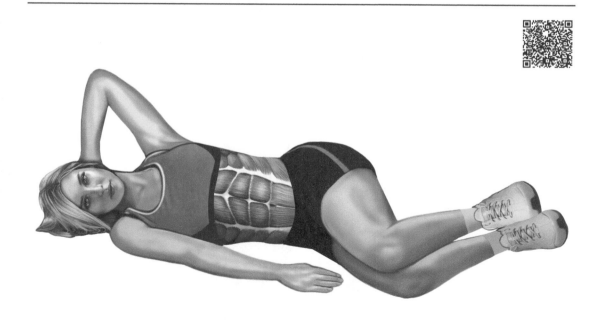

腿部

9 后仰腰

▶ 后仰腰，再回到直立位置。

⚡ 1组8次　　　⚡⚡ 1组10次　　　⚡⚡⚡ 1组12次

■ 友情提示
在练习时，稍稍分开双膝，以保持稳定。

■ 重要事项
在练习过程中，大腿和上半身始终在一条直线上。

动作指引

　　跪在垫子上，大腿和上半身呈一条直线。上半身向后仰，此时你会感受到股四头肌的牵拉。达到后仰的最低点时，重新回到直立位置。这个动作只要锻炼到股四头肌即可。

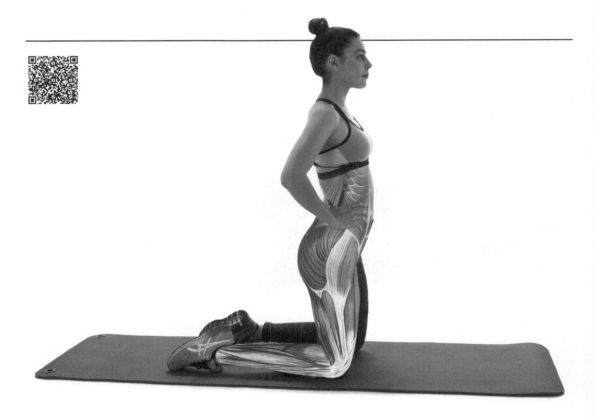

腹部

反向卷腹 10

▶ 脚部向手部靠拢。

⚡ 1组8次　　⚡⚡ 1组10次　　⚡⚡⚡ 1组12次

■ **友情提示**

背部向上拱起，不要塌陷。

■ **重要事项**

尽量减小臀部的弯曲。

动作指引

采取四肢着地的姿势，用双手和脚尖进行支撑，手臂和肘部伸展。你可以在运动鞋下各垫一块毛巾或穿上袜子，让滑动变得更加流畅。然后，收缩腹部，弯曲上半身，使你的双脚靠近双手。

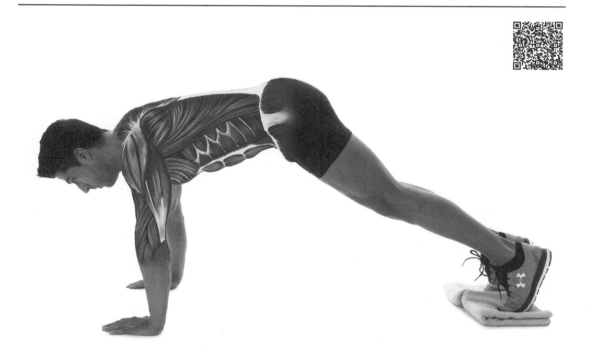

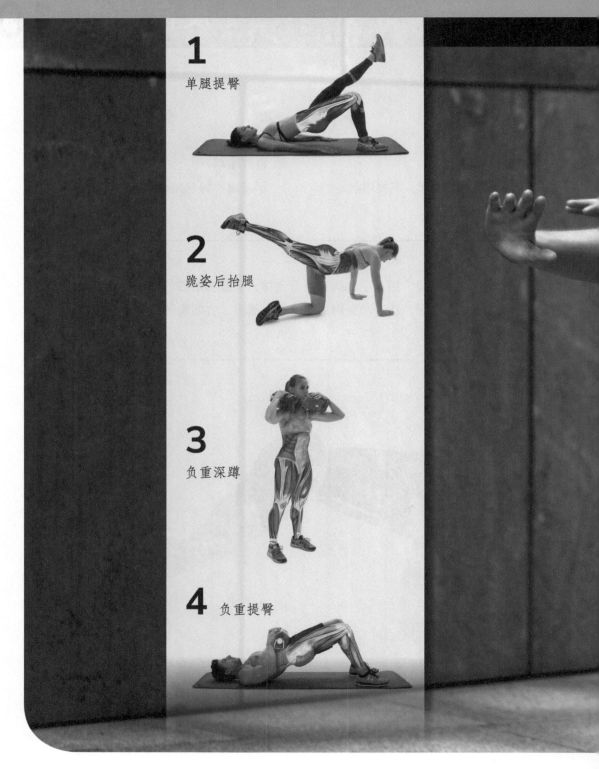

1
单腿提臀

2
跪姿后抬腿

3
负重深蹲

4 负重提臀

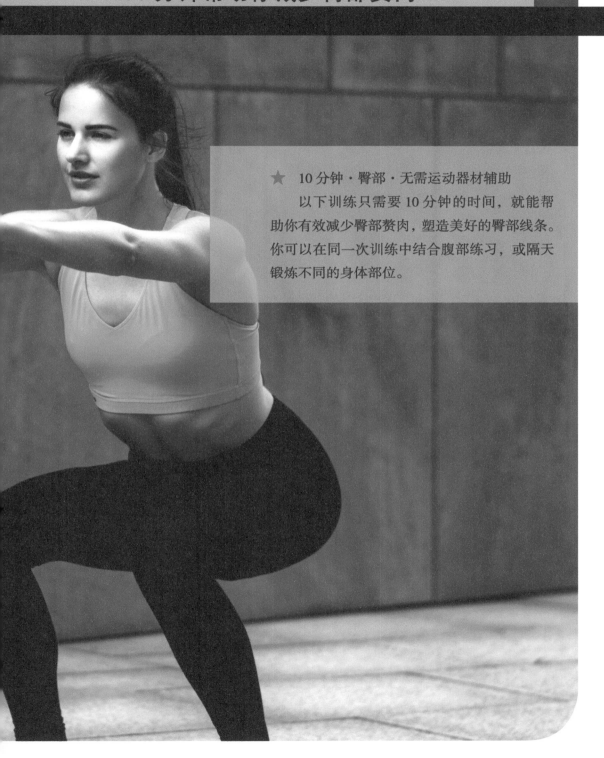

10 分钟帮助你减少臀部赘肉

★ 10 分钟·臀部·无需运动器材辅助

以下训练只需要 10 分钟的时间，就能帮助你有效减少臀部赘肉，塑造美好的臀部线条。你可以在同一次训练中结合腹部练习，或隔天锻炼不同的身体部位。

髋关节

1 单腿提臀

▶ 伸出一条腿，抬起你的臀部。

⚡ 30 秒　　　⚡⚡ 60 秒　　　⚡⚡⚡ 90 秒

■ 友情提示
在最高点时，保持上半身和大腿在
一条直线上，避免拉扯上背部。

■ 重要事项
颈部放松。

动作指引

　　仰卧，臀部和膝关节弯曲，双脚放在垫子上。抬起一条腿，收缩臀部肌肉，伸展髋关节，直到上半身和大腿呈一条直线。此时，身体重心落在上背部和支撑腿上。完成一组动作后，换另一条腿继续练习。

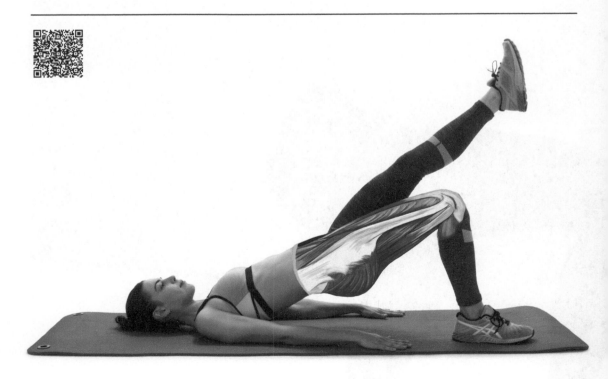

髋关节

跪姿后抬腿 2

▶ 伸展一条腿。

⚡ 30 秒　　　⚡⚡ 60 秒　　　⚡⚡⚡ 90 秒

■ **友情提示**

颈部放松。

■ **重要事项**

尽可能地伸展你的髋关节。

动作指引

　　四肢着地，弯曲一条腿，先缓缓上抬，然后逐渐伸展，使其与上半身平直。在动作结束时，身体会略微拱起。完成一组动作后，换另一条腿继续练习。

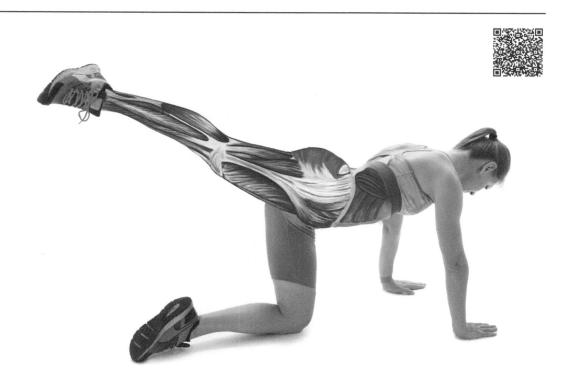

腿部

3 | 负重深蹲

▶ 伸展双腿，再弯曲双腿。

⚡ 30 秒　　　⚡⚡ 60 秒　　　⚡⚡⚡ 90 秒

■ **友情提示**
在达到下蹲的最低点时，避免腿部在伸展时卡住或锁住。

■ **重要事项**
下蹲过低会损伤膝关节。

动作指引

　　从站立姿势开始，将一对重物（如桶装水）举过肩部。之所以使用经典的桶装水，是因为它们用起来方便灵活，同时还能调节重量。当然，你也可以使用其他重物。做这个练习时，要将你的膝关节和臀部弯曲到 90° 甚至更小角度。然后再次伸展腿部，举起重物，直到回到起初的站立姿势。

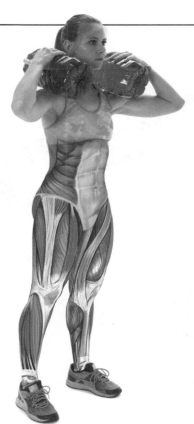

臀部

负重提臀 4

▶ 用臀部的力量抬起重物。

⚡ 30 秒　　　⚡⚡ 60 秒　　　⚡⚡⚡ 90 秒

■ **友情提示**
颈部放松。

■ **重要事项**
双手扶住重物。

动作指引

　　面部朝上，平躺在垫子上，臀部和膝关节弯曲，双脚放在垫子上。在下腹处放置一个重物，用双手握住它。收缩臀部肌肉，伸展髋关节，抬起重物。在上抬到最高点时，上半身和大腿平齐，身体重心落在上背部。

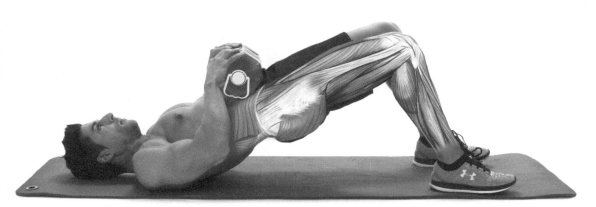

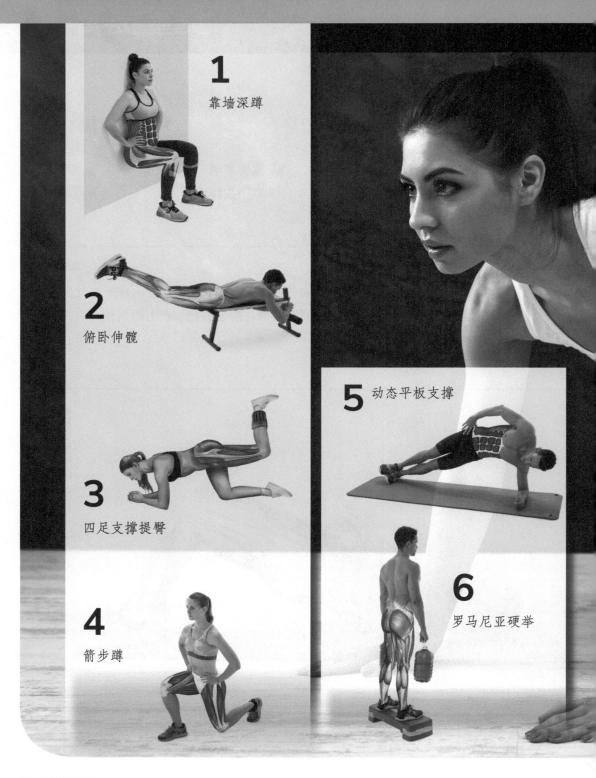

1 靠墙深蹲

2 俯卧伸髋

3 四足支撑提臀

4 箭步蹲

5 动态平板支撑

6 罗马尼亚硬举

完美臀部

★ 20 分钟·臀肌·无需运动器材辅助

　　这个为期 4 周的计划可以帮助你减少腰部多余的脂肪，同时加强臀部肌肉。训练一天或两天后就需要休息两天，因为适当的休息是训练的一部分。

腿部

1 靠墙深蹲

▶ **靠墙下滑，伸展和弯曲你的腿部。**

⚡ 1组8次　　　⚡⚡ 1组10次　　　⚡⚡⚡ 1组12次

■ **友情提示**
眼睛直视前方。

■ **重要事项**
如果感到膝关节不适，则弯曲程度尽量
不要超过90°。

动作指引

　　背部靠在墙上，双脚稍稍向前，弯曲膝关节和臀部，背部沿着墙壁下滑。在最低点保
持几秒，然后站起来。

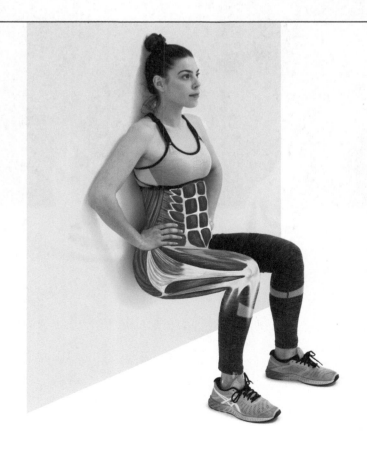

髋关节

俯卧伸髋 2

▶ 通过伸展髋关节将腿部抬高。

⚡ 1组8次　　　⚡⚡ 1组10次　　　⚡⚡⚡ 1组12次

■ **友情提示**

尽量将整个上半身都放在长椅上，这样可以有效保护腰椎和保持稳定。

■ **重要事项**

有时因为体型和长椅高度的原因，腿部下放时膝盖可能会磕碰地面。

动作指引

上半身俯卧在长椅上，双手抱住长椅的一端。臀部和膝关节必须弯曲，脚踝的重量可以适当增加阻力。伸展髋关节，使大腿与上半身平齐。保持这个姿势一会儿，然后回到起始姿势。整个练习要保持平稳和缓。

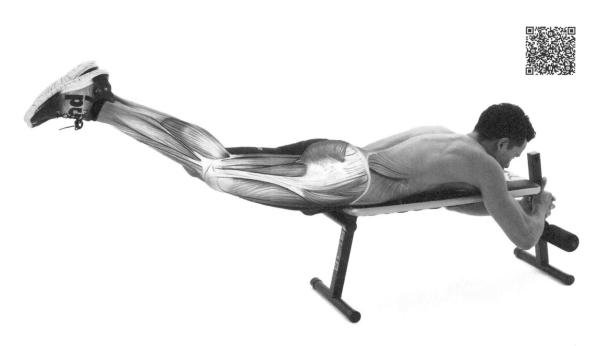

臀部

3 四足支撑提臀

▶ 抬起弯曲的腿。

⚡ 1组8次　　　⚡⚡ 1组10次　　　⚡⚡⚡ 1组12次

■ 友情提示

避免过度弯曲膝关节，否则会导致大腿后部弯曲。

■ 重要事项

在做这个动作之前，请确保身体平稳。在整个训练过程中，都要保持背部挺直。

动作指引

　　四肢着地，抬起一只脚，脚底朝上。然后放下这只脚，直到这一侧的腿与另一条腿几乎平行，但不可碰触地面。记住，腿部放下时膝关节弯曲约90°。你可以在举起的脚踝上绑上重物来增大练习的强度。

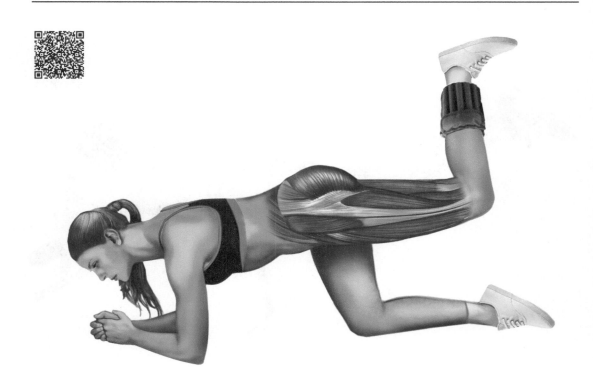

腿部

箭步蹲 4

 弯曲膝关节。

⚡ 1组8次　　⚡⚡ 1组10次　　⚡⚡⚡ 1组12次

■ **友情提示**

保持背部挺直。

■ **重要事项**

膝关节的弯曲程度不要超过90°。

动作指引

　　两脚前后站立，双手放在腰部两侧，保持稳定。弯曲膝关节，降低重心。在身体下沉到最低时点，两个膝关节都应弯曲至90°，但靠后的膝关节不可碰触地面。保持平稳和缓的练习速度。

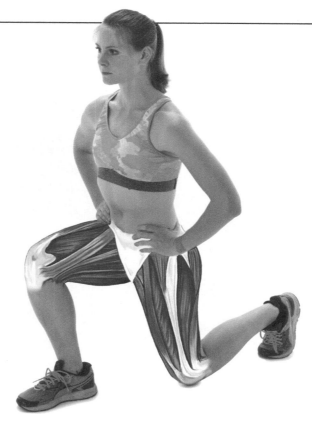

腹部

5 动态平板支撑

▶ 上半身侧向弯曲。

⚡ 1组6次　　　⚡⚡ 1组8次　　　⚡⚡⚡ 1组10次

■ 友情提示
找一个稳定的支撑物。

■ 重要事项
你可以把一只脚放在另一只脚的前面来保持稳定。

动作指引

侧卧，确保上半身和下肢在一条水平线上，从正确的起始位置开始，推动上半身向上抬起，臀部升高，做侧向平板支撑。

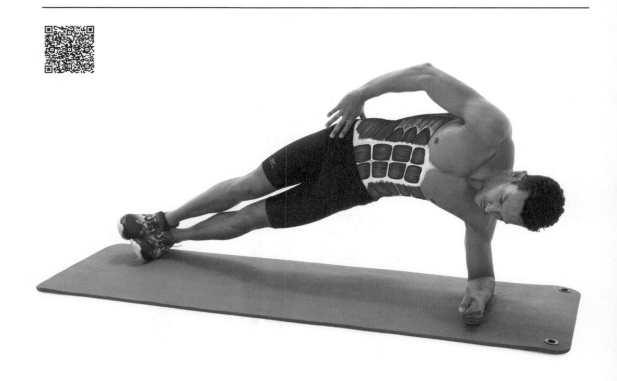

腿部

罗马尼亚硬举 6

▶ 髋关节屈曲，身体前倾。

⚡ 1 组 8 次　　　⚡⚡ 1 组 10 次　　　⚡⚡⚡ 1 组 12 次

■ **友情提示**
背部挺展，竖脊肌收紧，注意保护腰椎。

■ **重要事项**
在整个练习过程中，你的膝关节将处于几乎完全伸展的状态，请尽量保持其稳定。

动作指引

双手各执一个重物，这次依然可以使用桶装水来增加负重。考虑到整个动作的幅度，你可以站在踏板上进行练习。髋关节屈曲，上半身前倾，脊柱延展，膝关节也应该近乎完全伸展。当达到这个状态时，伸展髋关节，举起重物，重新回到起始姿势。

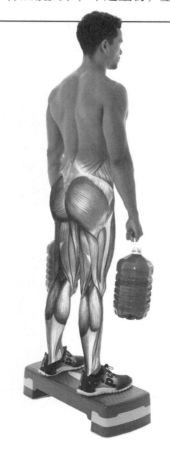

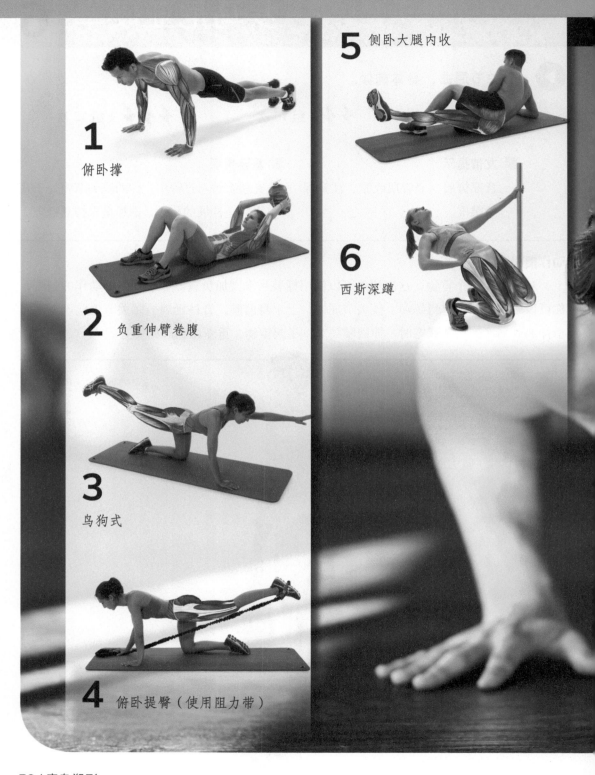

1 俯卧撑

2 负重伸臂卷腹

3 鸟狗式

4 俯卧提臀（使用阻力带）

5 侧卧大腿内收

6 西斯深蹲

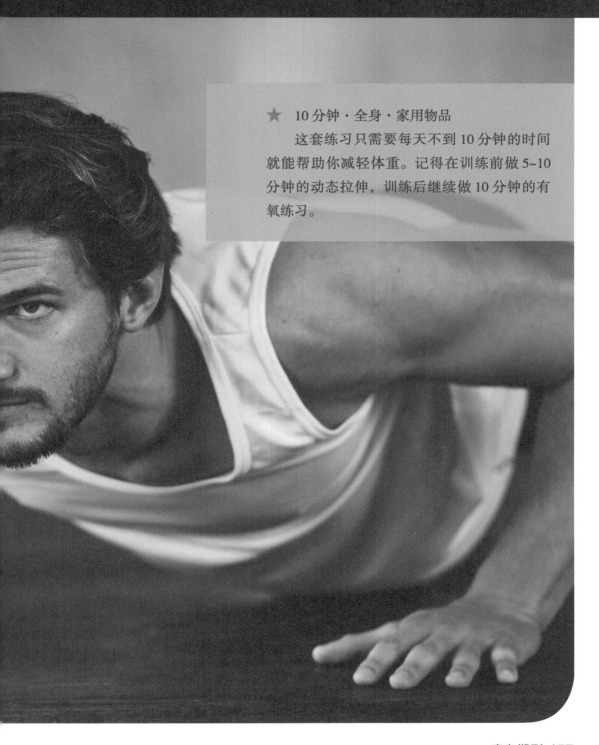

★ 10分钟·全身·家用物品

这套练习只需要每天不到10分钟的时间就能帮助你减轻体重。记得在训练前做5~10分钟的动态拉伸，训练后继续做10分钟的有氧练习。

胸部

1 俯卧撑

▶ **伸直肘部，抬起身体。**

⚡ 30 秒　　　　⚡⚡ 60 秒　　　　⚡⚡⚡ 90 秒

■ **友情提示**
重点在于肘部和肩部的动作。

■ **重要事项**
上半身和下肢必须在一条直线上。

动作指引

　　面部朝下，俯卧在地上，双手放在胸部两侧，掌心朝下，不碰触胸部。脚尖撑地，背部和腿部挺直，身体与地面平行，尽可能接近地面，但又不碰触地面。从这个姿势开始，伸直肘部，抬起身体，使胸部远离地面。然后最大限度地降低身体，但不可平趴在地上。

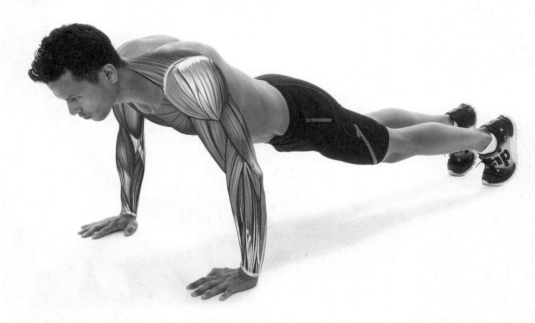

腹部

负重伸臂卷腹 2

 上背部与地面分离。

⚡ 30 秒   ⚡⚡ 60 秒   ⚡⚡⚡ 90 秒

■ **友情提示**

在练习过程中，肩部和肘部必须
保持稳定。

■ **重要事项**

动作幅度小，主要是弯曲躯干。

动作指引

面部朝上，平躺在垫子上。双手握住一个重物，上举超过头顶。腹部肌肉用力，将上
背部抬离地面几厘米。

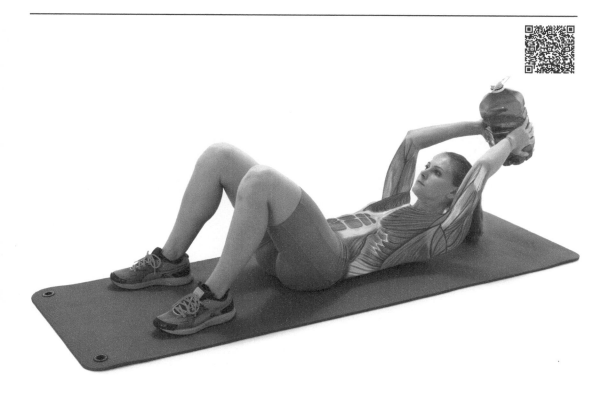

背部

3 鸟狗式

▶ 抬起左臂和右腿。

⚡ 30 秒　　　⚡⚡ 60 秒　　　⚡⚡⚡ 90 秒

■ **友情提示**
在动作的最高点，伸出的腿应与你的躯干和伸出的手臂在一条直线上。

■ **重要事项**
颈部放松。

动作指引

手掌平放在垫子上，与肩同宽。膝关节分开，与髋部同宽。收紧腹部，抬起左臂和右腿，直到它们与你的躯干平齐。尽量保持臀部和下背部稳定，换另一边练习时也是如此。

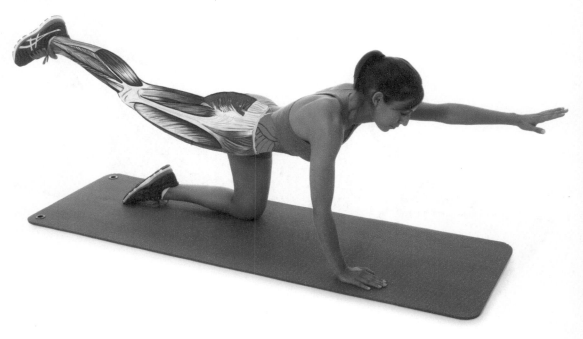

臀部

俯卧提臀（使用阻力带） 4

▶ **伸展和弯曲腿部。**

⚡ 30 秒　　　⚡⚡ 60 秒　　　⚡⚡⚡ 90 秒

■ **友情提示**
在练习过程中，请确保身体平稳，
背部挺直。

■ **重要事项**
颈部放松。

动作指引

　　将阻力带的一端系在脚踝上，用另一侧的手将其另一端按压在垫子上。伸展腿部，直到它与背部呈一条直线。然后收回腿部，慢慢回到起始位置。

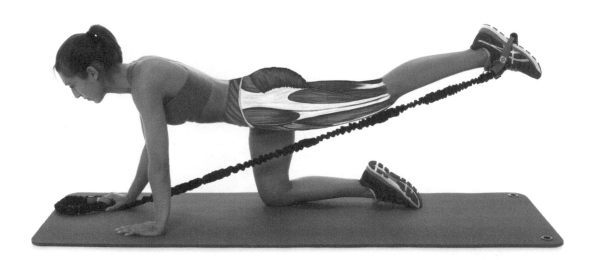

腿部

5 | 侧卧大腿内收

▶ 抬起和放下伸展的腿部。

⚡ 30 秒　　　　⚡⚡ 60 秒　　　　⚡⚡⚡ 90 秒

■ **友情提示**
不要压迫肩关节。

■ **重要事项**
寻找一个稳定的支撑点。

动作指引

　　侧卧，伸展贴近垫子的那条腿，弯曲另一条腿，将其放在伸直的腿的前面，脚底放在垫子上。伸展的腿向侧面抬起，尽量不要转动臀部。换另一条腿重复这个练习。

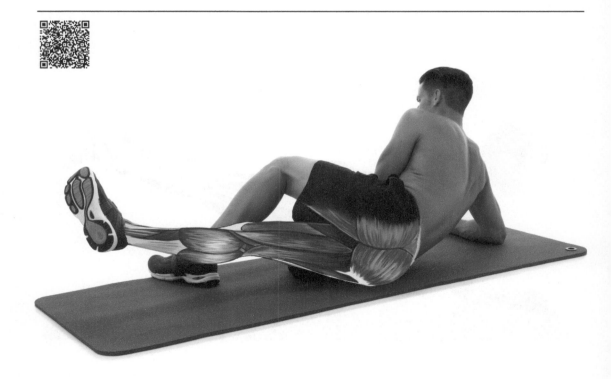

腿部

西斯深蹲 6

 弯曲膝关节，身体向后倾倒。

⚡ 30 秒   ⚡⚡ 60 秒   ⚡⚡⚡ 90 秒

■ **友情提示**

一只手始终牢牢抓住支撑物，保持平衡。

■ **重要事项**

保持大腿和上半身在一条直线上。

动作指引

抓住一个竖直的支撑物，柱子、栏杆、把手或类似的物品都可以。弯曲膝关节，身体向后倾，上半身和大腿保持平齐。当身体后仰至最低点时，身体重心全部落在脚尖上。此时，要尽力保持身体平衡。然后缓缓伸展膝关节，回到站立姿势。

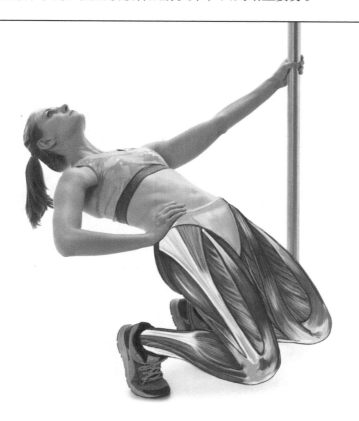

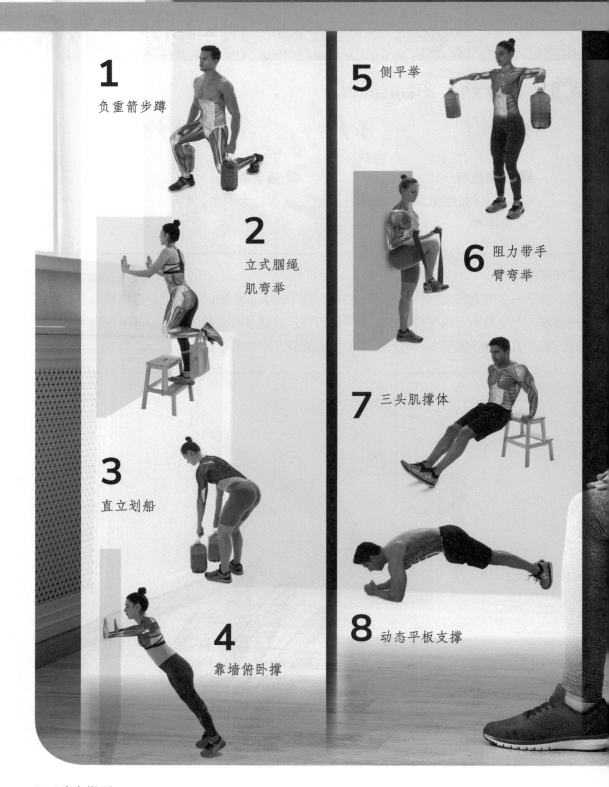

1 负重箭步蹲

2 立式腘绳肌弯举

3 直立划船

4 靠墙俯卧撑

5 侧平举

6 阻力带手臂弯举

7 三头肌撑体

8 动态平板支撑

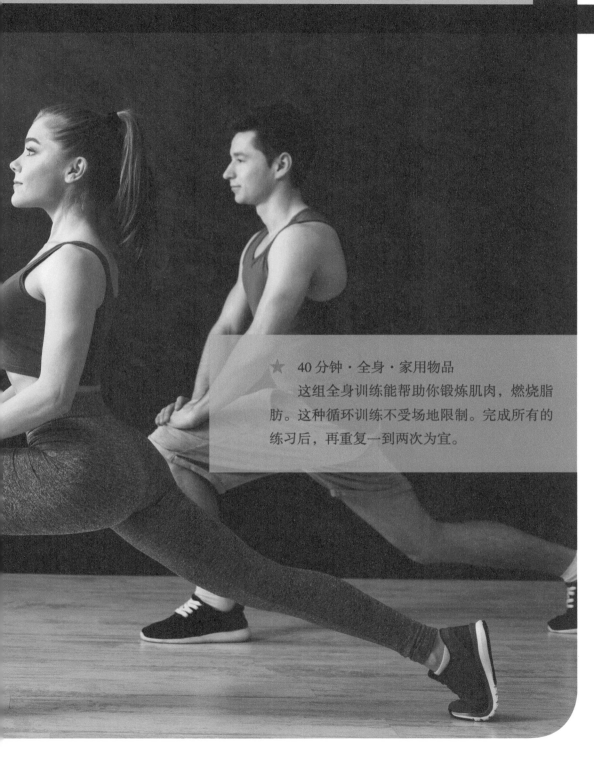

脂肪燃烧训练

★ 40分钟·全身·家用物品

这组全身训练能帮助你锻炼肌肉，燃烧脂肪。这种循环训练不受场地限制。完成所有的练习后，再重复一到两次为宜。

腿部

1 负重箭步蹲

▶ 弯曲膝关节。

⚡ 1组8次　　⚡⚡ 1组12次　　⚡⚡⚡ 1组16次

■ **友情提示**
膝关节弯曲程度尽量不要小于90°。

■ **重要事项**
当你下蹲到最低点时，要避免膝盖撞击地面。开始时要学会保持平衡，动作尽量缓慢。

动作指引

　　双脚前后站立，两手各执一个重物。你可以用其他物品代替桶装水，也可以用双手握住同一个物品。弯曲膝关节，降低重心。在动作的最低点，两个膝关节都应弯曲到90°，但后腿的膝关节不可接触地面。

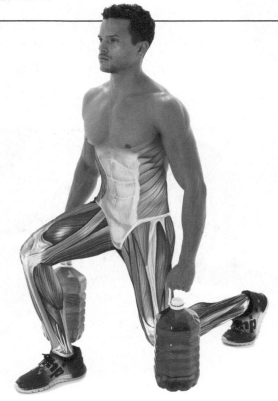

腿部

立式腘绳肌弯举 2

 通过弯曲和伸展膝关节来移动重物。

⚡ 1组8次   ⚡⚡ 1组12次   ⚡⚡⚡ 1组16次

■ **友情提示**
膝关节负责主要的移动，臀部保持稳定。

■ **重要事项**
你可以通过双手保持平衡，或者抓住某个物体来提高稳定性。

动作指引

在脚踝上悬挂一个重物。你可以使用有重量的脚踝护具，也可以直接在脚踝上挂一个装满东西的袋子。一只脚踩在台阶上，这样重物不会直接接触地面。然后连续弯曲和伸展膝关节，上下移动重物。

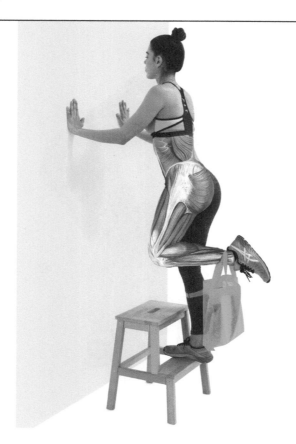

背部

3 | 直立划船

▶ 抬起和放下重物。

⚡ 1 组 12 次　　⚡⚡ 1 组 16 次　　⚡⚡⚡ 1 组 20 次

■ **友情提示**
背部挺直，小心受伤。

■ **重要事项**
力量主要由背部肌肉发出，避免手臂过度用力。

动作指引

　　站立，双腿弯曲，上半身呈 45° 前倾，背部挺直。伸手抓住两个水桶，通过弯曲肘部将其拉起。你可以在水桶里装入更多的水，逐步增加阻力。保持上半身和下肢平齐。将你的精力主要集中在背部肌肉上，避免手臂过度施力。记住要保持背部挺直，以避免受伤。

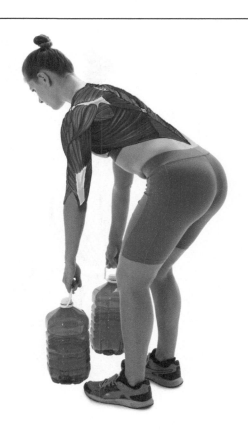

胸部

靠墙俯卧撑 4

 用手臂将自己向后推。

⚡ 1组12次　　　⚡⚡ 1组16次　　　⚡⚡⚡ 1组20次

■ **友情提示**
始终保持上半身和下肢平齐。

■ **重要事项**
在开始做力量训练之前，要进行适当的热身运动。

动作指引

摆好俯卧撑的准备姿势，双手撑在墙上。在开始位置，也就是动作的最低点，身体应该向前倾斜，而在最后的位置，身体应该几乎与地面垂直。谨记，力量训练前一定要进行热身。始终保持上半身和下肢平齐。

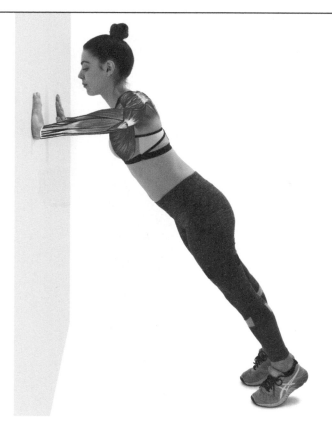

肩部

5 | 侧平举

▶ 将双臂向两侧抬起，肘部的弯曲程度保持不变。

⚡ 1 组 8 次　　　⚡⚡ 1 组 12 次　　　⚡⚡⚡ 1 组 16 次

■ **友情提示**
为了保护你的肩部，肘部在动作的最高点不应超过肩部。

■ **重要事项**
在整个练习过程中，膝关节应略微弯曲，以缓冲重物的冲击，并避免伤害到背部。

动作指引

双手在身体前方各持一个重物，肘部要保持一定程度的弯曲。重物悬空，不碰触地面。将双手向两侧平举，肘部的弯曲程度保持不变，直到手臂和身体呈十字形。在动作的最高点，你的上臂和身体应呈 90°。然后放下重物，重复这一过程。

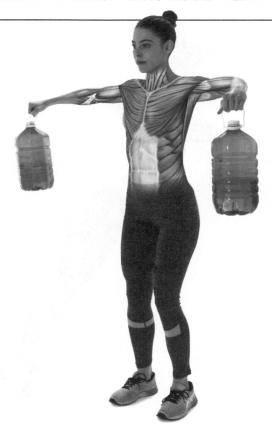

手臂

阻力带手臂弯举 6

▶ **弯曲手臂牵拉阻力带，脚部下蹬，增加负重。**

⚡ 1组8次　　　⚡⚡ 1组12次　　　⚡⚡⚡ 1组16次

■ **友情提示**
肘部要靠近躯干。

■ **重要事项**
保持背部挺直。

动作指引

　　背部靠在墙上，用手握住阻力带的两端，并用其勾住一只脚。你可以使用图中所示的尼龙带，也可以使用弹力带、毛巾或其他类似物品。在起始位置时，脚必须几乎贴在地面上，肘部伸展。前臂向上翻转，弯曲肘部，脚部同时下压，施加适当的阻力。

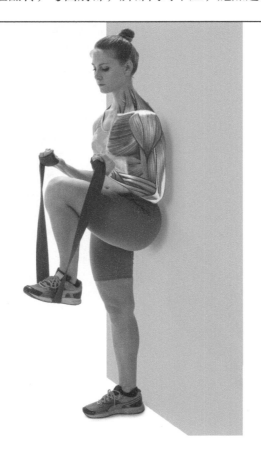

手臂

7 | 三头肌撑体

▶ 通过弯曲肘部来降低身体的高度。

⚡ 1组6次　　　⚡⚡ 1组8次　　　⚡⚡⚡ 1组10次

■ **友情提示**

双脚脚跟着地，臀部与长椅要保持一定的距离，以避免在练习过程中背部撞到高脚凳。

■ **重要事项**

在整个练习过程中，确保两肘靠拢，分开的幅度不要过大。

动作指引

　　背部朝向高脚凳，双手向后支撑身体，双腿向前伸，这样身体的重心就完全落在双臂上。弯曲肘部，降低身体。当达到动作最低点时，再次伸展肘部，向上撑起整个身体的重量。

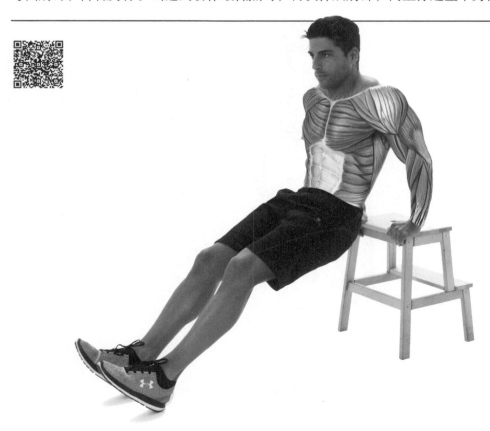

腹部

动态平板支撑 8

▶ 保持姿势的稳定性。

⚡ 1组6次　　　⚡⚡ 1组8次　　　⚡⚡⚡ 1组10次

■ 友情提示

收紧腹部肌肉，避免身体下塌。

■ 重要事项

上半身在上升时可以向上拱起，但在下降时不能向下塌陷。下落到最低点时，应该保持经典的平板支撑姿势。

动作指引

面部朝下，俯卧在地上，用脚尖和前臂支撑身体，使上半身和下肢在一条直线上。做小幅度的上半身俯卧撑。

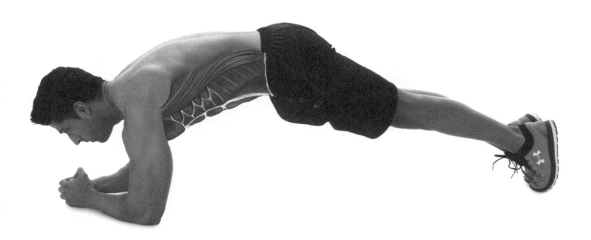

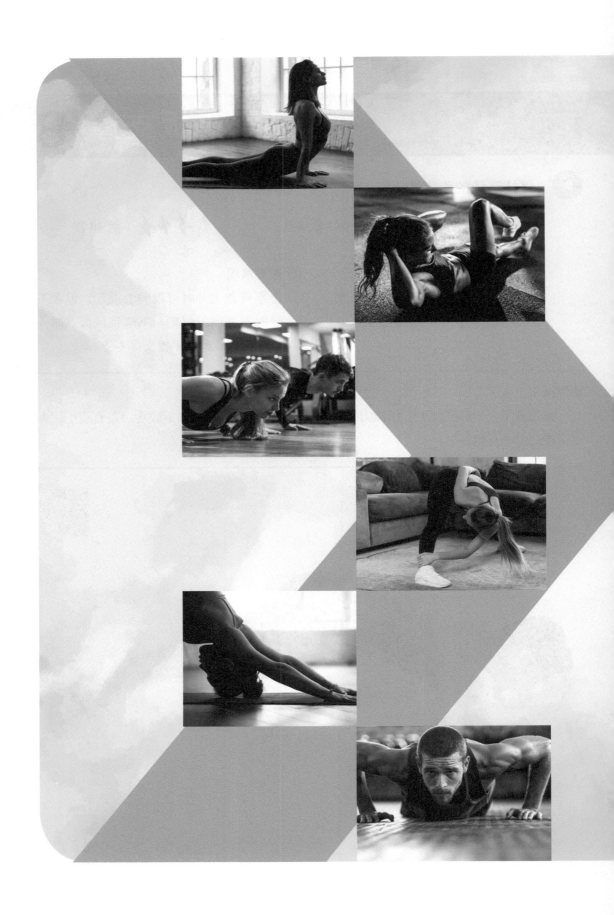

保持健康

　　为了保持身体健康，我建议你在进行力量训练时搭配柔韧性训练。普拉提和健美操能让训练变得更加生动有趣。此外，你也可以轻松地根据自己的需要调整训练计划。

　　在开始训练之前，记得先拉伸 5~10 分钟，让自己的肌肉活动开来，结束后要记得再次进行拉伸。

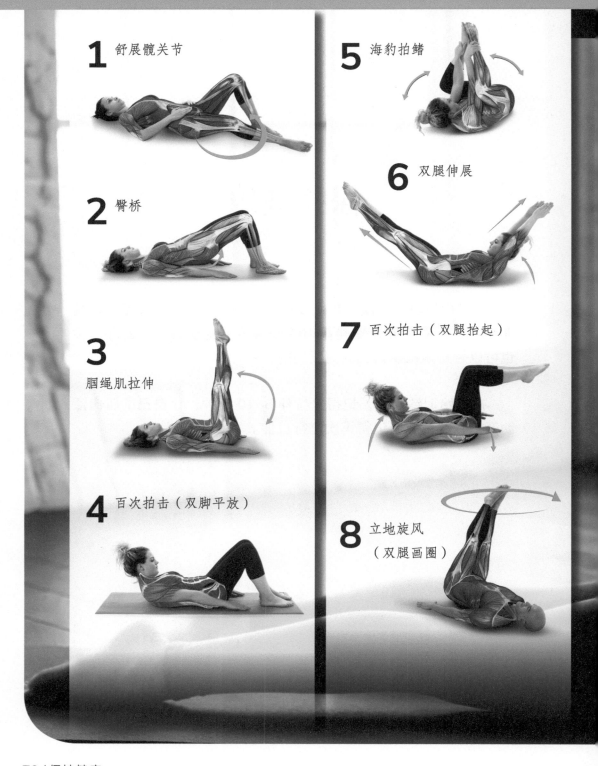

1 舒展髋关节

2 臀桥

3 腘绳肌拉伸

4 百次拍击（双脚平放）

5 海豹拍鳍

6 双腿伸展

7 百次拍击（双腿抬起）

8 立地旋风（双腿画圈）

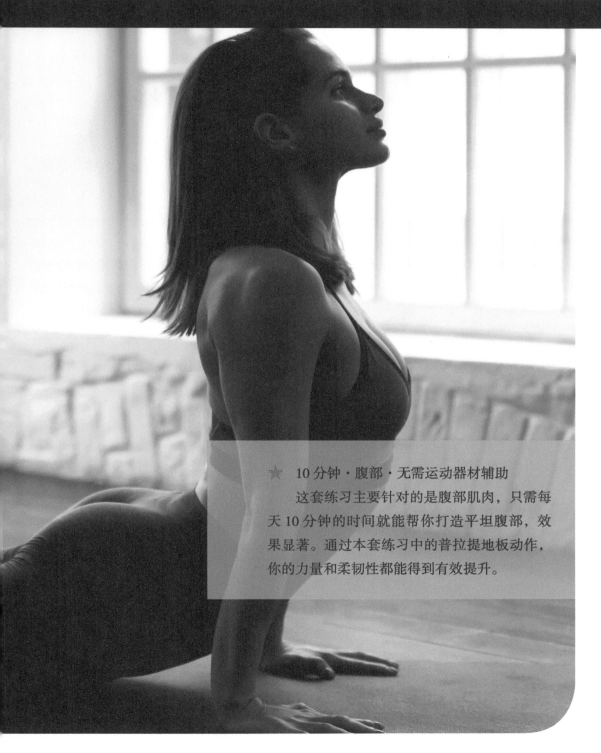

普拉提，为你塑造平坦小腹

⭐ 10分钟·腹部·无需运动器材辅助

这套练习主要针对的是腹部肌肉，只需每天10分钟的时间就能帮你打造平坦腹部，效果显著。通过本套练习中的普拉提地板动作，你的力量和柔韧性都能得到有效提升。

腹部

1 舒展髋关节

▶ 弯曲双腿，然后伸展一条腿。

⚡ 30 秒　　　⚡⚡ 60 秒　　　⚡⚡⚡ 90 秒

■ 友情提示
伸展膝关节时避免骨盆向前突
出，屈膝时避免骨盆向后突出。

■ 重要事项
在练习过程中，只有髋关节移动，其他
部位保持稳定。

动作指引

　　仰卧，髋关节放松，双腿平行弯曲，双脚着地。吸气，将一条腿向外翻转。在伸展另
一条腿的同时呼气，保持外旋。吸气、呼气，弯曲膝关节，然后回到起始位置。换另一侧，
重复同样的动作。

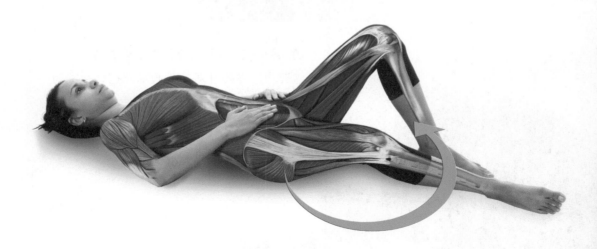

腹部

臀桥 2

▶ **逐渐将背部抬离地面，然后慢慢放下。**

⚡ 30 秒　　⚡⚡ 60 秒　　⚡⚡⚡ 90 秒

■ **友情提示**

避免拱起或移动脊柱，不要使颈椎受力过大。

■ **重要事项**

身体下放时，要注意避免肩部和颈部代偿发力，以防拉扯颈部。

动作指引

仰卧，臀部和肩颈放松，手臂沿身体伸展，掌心向下。双腿弯曲至90°。吸气和呼气时，腹部收紧，带动骨盆移动，脊柱因而受到有效支撑，然后逐渐上抬背部。吸气，保持这个姿势。呼气，缓缓降低背部，下放的力量从胸椎通过腰椎逐渐传递到骶骨。

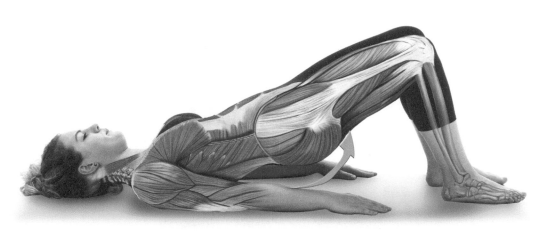

腹部

3 腘绳肌拉伸

▶ 先后弯曲双腿至 90°，然后伸展双腿。

⚡ 30 秒　　　⚡⚡ 60 秒　　　⚡⚡⚡ 90 秒

■ 友情提示
此项练习仅为腿部运动。

■ 重要事项
避免颈部过度用力。

动作指引

仰卧，沿身体伸展颈部和手臂，掌心朝下。脊柱紧贴地面，臀部和膝关节弯曲，双腿平行，脚掌着地。吸气，然后在呼气时依次抬起双腿，直到它们弯曲至 90°。再次吸气，然后在呼气时伸展膝关节，使双腿垂直于地面。呼气，重复这个动作。

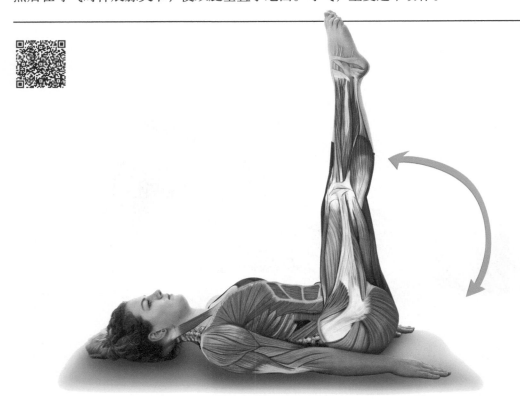

腹部

百次拍击（双脚平放） 4

▶ 跟随呼吸的节奏上下摆动手臂。

⚡ 30 秒　　⚡⚡ 60 秒　　⚡⚡⚡ 90 秒

■ **友情提示**

保持骨盆稳定，避免脊柱过度紧张和腹部突出。

■ **重要事项**

下巴贴近胸部，避免颈部过度用力。

动作指引

仰卧，颈部伸直，双臂沿身体伸展。双腿平行弯曲至 45°，双脚着地。吸气，然后在呼气时弯曲颈部和上半身。肩胛骨下压，腹部向下用力，贴近脊柱。手臂的小幅度摆动要和呼吸节奏相协调。

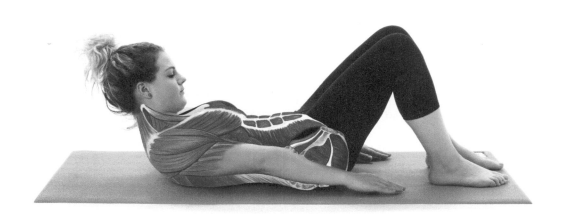

腹部

5 海豹拍鳍

▶ 弯曲双腿，抓住脚踝，滚动背部。

⚡ 30 秒　　　⚡⚡ 60 秒　　　⚡⚡⚡ 90 秒

■ **友情提示**
弯曲背部，保持动作平稳和缓，通过力量和协调性让身体前后滚动。

■ **重要事项**
动作幅度不宜过大。

动作指引

采用坐姿，双脚抬离地面，屈膝，双脚分开，宽度足以让双臂从中穿过。双手抓紧脚踝，颈部和背部略呈弧形，以保持平衡。吸气，呼气时背部向后滚动。当身体重心落在脊柱上部时，双脚快速拍击三次。吸气、呼气，同时向前滚动到起始位置，拍脚三次。

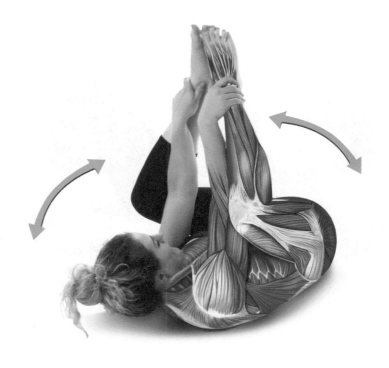

腹部

双腿伸展 6

▶ 平躺，双腿和双臂伸直并抬起。

⚡ 30 秒　　　⚡⚡ 60 秒　　　⚡⚡⚡ 90 秒

■ **友情提示**
膝盖和胸部的距离不要太近。

■ **重要事项**
下巴稍微靠近胸部，以减小颈部的压力。

动作指引

　　仰卧，背部贴地，颈部伸展，胸部打开，双腿弯曲至 90°。将双手放在膝关节外侧，肘部向外弯曲。吸气、呼气，向上抬起上半身。吸气，两臂弯曲并移动到头部以上。呼气，双臂向后伸展，与耳朵同高，头部和上半身保持不动，肩部放松。吸气，弯曲膝关节，双臂做圆周运动，直到双手回到膝关节外侧。

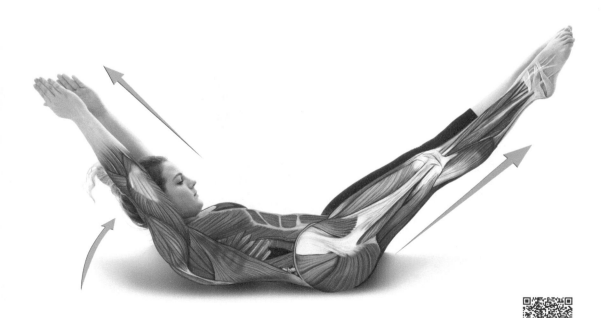

腹部

7 百次拍击（双腿抬起）

 跟随呼吸节奏上下摆动手臂。

⚡ 30 秒　　　　⚡⚡ 60 秒　　　　⚡⚡⚡ 90 秒

■ 友情提示
保持骨盆稳定，以避免脊柱过度紧张和腹部突出。

■ 重要事项
下巴贴近胸部，避免颈部过度用力。

动作指引

仰卧，颈部伸直，手臂沿身体伸展。双腿抬起，弯曲至 90°。吸气，然后在呼气时弯曲颈部和上半身。肩胛骨下压，腹部向下用力，贴近脊柱。手臂的小幅度摆动要和呼吸节奏相协调。

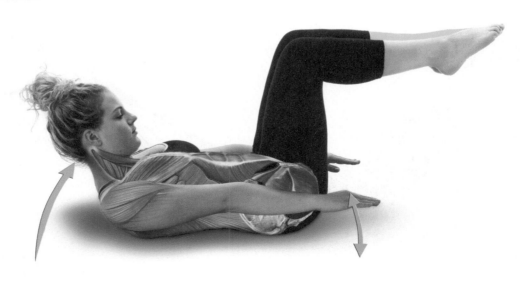

立地旋风（双腿画圈） 8

 用双腿画圈。

⚡ 30 秒　　　⚡⚡ 60 秒　　　⚡⚡⚡ 90 秒

■ **友情提示**
肩部不动，保持稳定，双腿并拢，双脚处于同一高度。

■ **重要事项**
骨盆会根据双腿的动作时而移动，时而静止。

动作指引

　　仰卧，背部贴地，双腿抬高，膝关节弯曲，手臂沿身体伸展。吸气、呼气，同时伸展膝关节，双腿和上半身垂直。吸气，当你呼气时，稍稍旋转脊柱，在地面上画圈。双腿反侧旋转，在空中画圈。换方向，重复相同的动作。如果你很难保持膝关节笔直，可以略微弯曲你的膝关节。

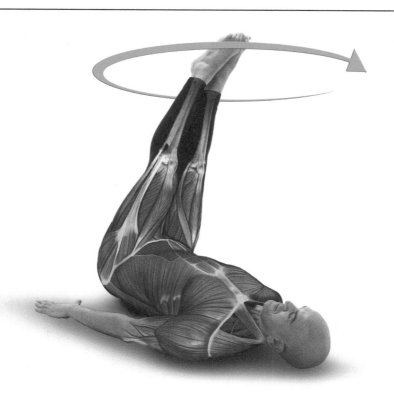

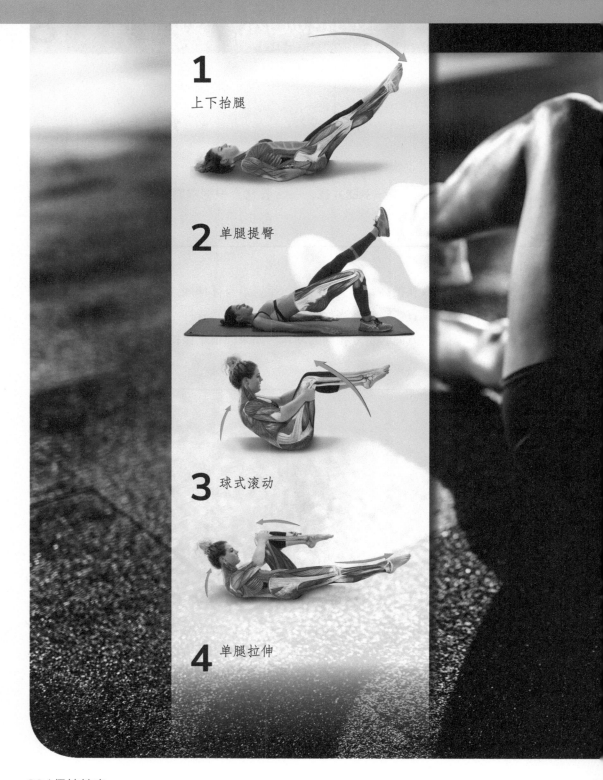

1 上下抬腿

2 单腿提臀

3 球式滚动

4 单腿拉伸

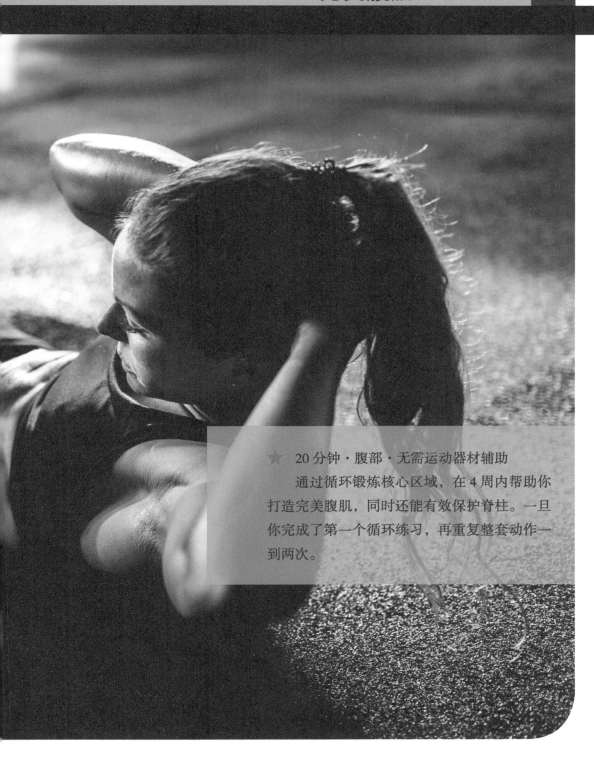

完美腹肌

★ 20分钟·腹部·无需运动器材辅助

通过循环锻炼核心区域，在4周内帮助你打造完美腹肌，同时还能有效保护脊柱。一旦你完成了第一个循环练习，再重复整套动作一到两次。

腿部

1 上下抬腿

▶ 双腿伸直，像钟摆一样由近及远地移动。

⚡ 重复做 3 组，
每组 8 次

⚡⚡ 重复做 3 组，
每组 10 次

⚡⚡⚡ 重复做 3 组，
每组 12 次

■ 友情提示
双腿并拢。

■ 重要事项
避免颈部和肩部过度受力。

动作指引

仰卧，双手放于臀部下方，双腿抬起，与背部垂直。吸气、呼气，双腿向下摆动，靠近地面。吸气，腿部抬升，重新回到起始位置。你可以稍微弯曲膝关节，这样会更轻松一些。

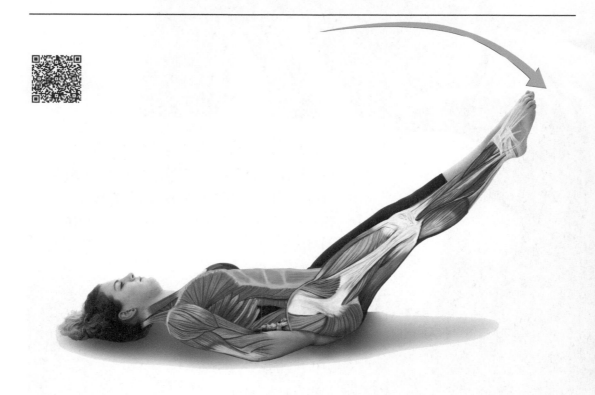

髋关节

单腿提臀 2

▶ 伸出一条腿，抬起你的臀部。

⚡ 重复做 3 组，
每组 10 次

⚡⚡ 重复做 3 组，
每组 12 次

⚡⚡⚡ 重复做 3 组，
每组 14 次

■ **友情提示**
在整个练习过程中，身体应保持
平直。

■ **重要事项**
颈部放松。

动作指引

　　仰卧，臀部和膝关节弯曲，双脚放在垫子上。抬起一条腿，收缩臀部肌肉，伸展髋关节，直到上半身和大腿呈一条直线。此时，身体重心落在上背部和支撑腿上。完成一组动作后，换另一条腿继续练习。

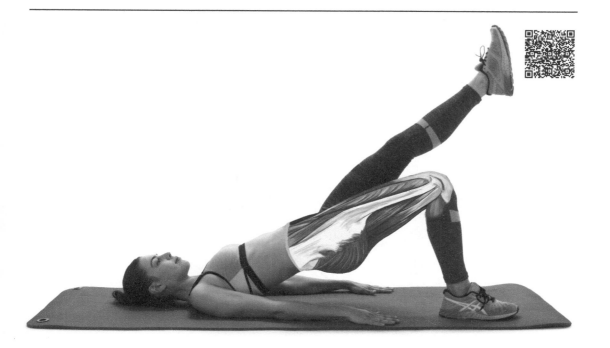

腹部

3　球式滚动

 利用腹部肌肉的力量，身体来回滚动。

⚡ 30 秒　　　⚡⚡ 60 秒　　　⚡⚡⚡ 90 秒

■ 友情提示
头部和肩膀不要发力，也不要用腿部推动身体。

■ 重要事项
身体滚动的范围只到上背部即可，不要继续延展到颈椎。

动作指引

　　采用坐姿，保持平衡。膝关节弯曲，靠近胸部，双脚抬离地面。背部从颈部到骶部呈 C 形弯曲。双手环抱双膝，肘部向外弯曲。吸气，呼气时身体沿着背部的脊椎一节一节慢慢向后滚动，颈部放松。再次吸气，然后呼气，通过向前滚动回到最初的位置。在双脚接触地面之前停止动作，同时保持平衡。

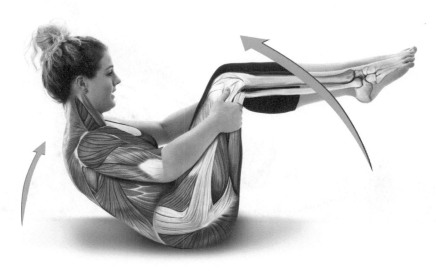

腹部

单腿拉伸 4

▶ 抬起上半身，伸展一条腿，弯曲另一条腿。

⚡30 秒　　　⚡⚡60 秒　　　⚡⚡⚡90 秒

■ **友情提示**

在练习过程中，不要移动躯干，只改变手臂和腿部的位置。保持背部稳定。

■ **重要事项**

从一个稳定的位置开始，因为躯干前倾会使你失去平衡。

动作指引

仰卧，背部贴地，颈部伸展，胸部打开。臀部和膝关节弯曲至90°。双手放在膝关节两侧，肘部向外弯曲。吸气，呼气时抬起上半身。再次吸气，呼气时一条腿向前伸展，另一条腿弯曲，贴近上半身。一只手放在对侧的膝关节内侧，另一只手放在同侧的小腿外侧。吸气，保持这个姿势。通过改变腿和手的位置来呼气。

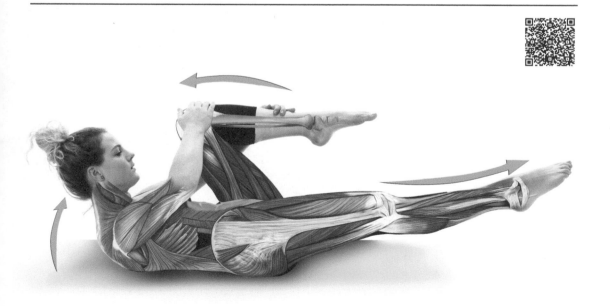

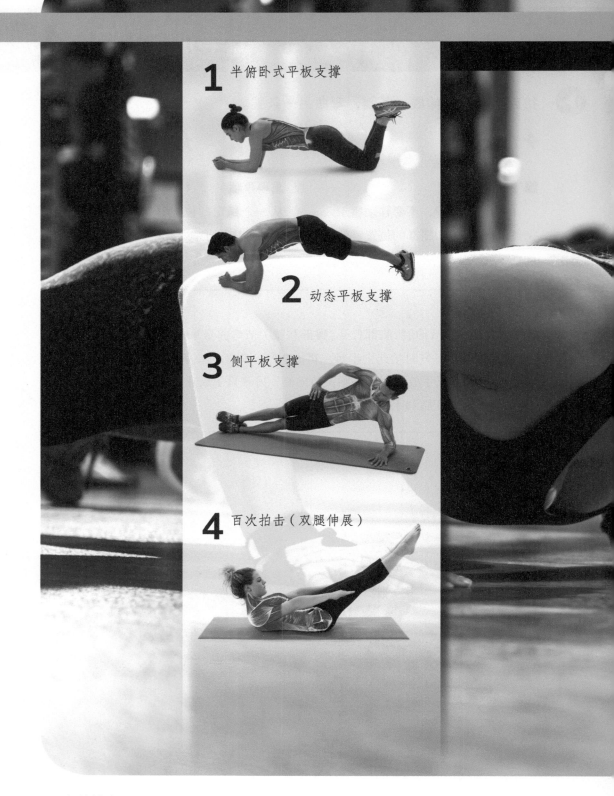

1 半俯卧式平板支撑

2 动态平板支撑

3 侧平板支撑

4 百次拍击（双腿伸展）

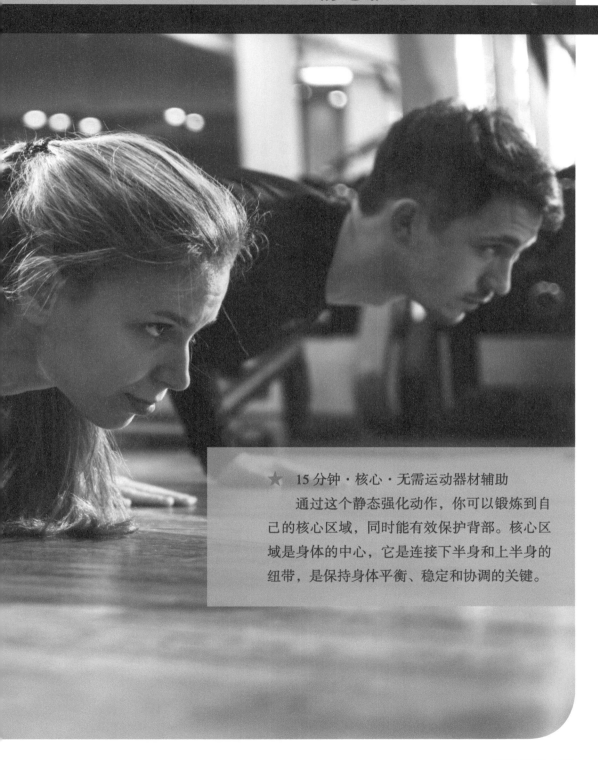

静态核心

★ 15分钟·核心·无需运动器材辅助

通过这个静态强化动作，你可以锻炼到自己的核心区域，同时能有效保护背部。核心区域是身体的中心，它是连接下半身和上半身的纽带，是保持身体平衡、稳定和协调的关键。

腹部

1 半俯卧式平板支撑

▶ **保持姿势稳定。**

⚡ 30 秒   ⚡⚡ 60 秒   ⚡⚡⚡ 90 秒

■ **友情提示**   ■ **重要事项**
尽量使下肢和躯干在一条直线上。   收紧腹部肌肉，避免身体下塌。

动作指引

半俯卧在地上，用前臂和膝盖支撑身体。大腿不接触地面，背部保持挺直。

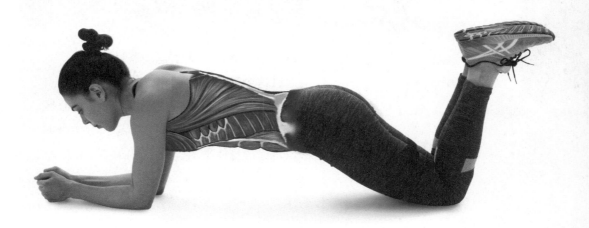

腹部

动态平板支撑 2

▶ **身体上升和下降。**

⚡ 30 秒　　　⚡⚡ 60 秒　　　⚡⚡⚡ 90 秒

■ **友情提示**
收紧腹部肌肉，避免身体下塌。

■ **重要事项**
上半身在上升时可以稍稍向上拱起，但在下降时不可以塌陷。

动作指引

面部朝下，俯卧在地上。用脚尖和前臂支撑身体，使上半身和下肢在一条直线上。做小幅度的上半身俯卧撑。

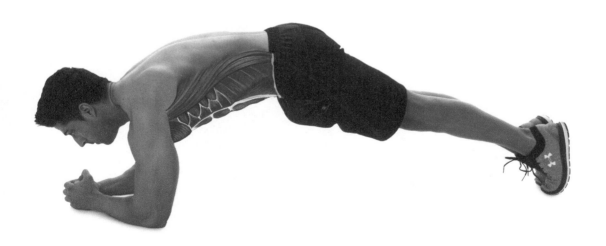

腹部

3 侧平板支撑

▶ 将你的臀部与垫子分开。

⚡ 30 秒　　　⚡⚡ 60 秒　　　⚡⚡⚡ 90 秒

■ **友情提示**
将力量集中在核心区域,避免肩部过度受力。

■ **重要事项**
找一个稳定的支撑点。

动作指引

　　侧卧在垫子上。一侧的脚部、大腿和前臂紧贴垫子作为支撑。然后尝试将上半身与下肢抬起,二者呈一条直线,此时只有一只脚和一条前臂撑在垫子上来保持身体的平稳。当你这样做时,臀部将自然同垫子分开。

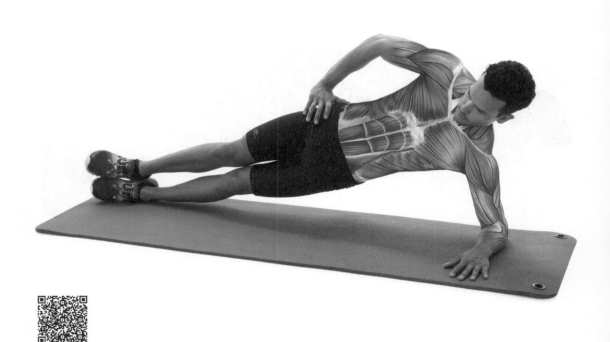

腹部

百次拍击（双腿伸展） 4

▶ **跟随呼吸的节奏上下摇动手臂。**

⚡ 30 秒　　　⚡⚡ 60 秒　　　⚡⚡⚡ 90 秒

■ **友情提示**
保持骨盆稳定，以避免脊柱过度紧张和腹部突出。

■ **重要事项**
下巴贴近胸部，避免颈部过度用力。

动作指引

　　仰卧，颈部伸直，双臂沿身体伸展。双腿平行伸展，与地面呈 45°。吸气，呼气时弯曲颈部和上半身。肩胛骨下压，腹部向下用力，贴近脊柱。手臂的小幅度摆动要和呼吸节奏相协调。

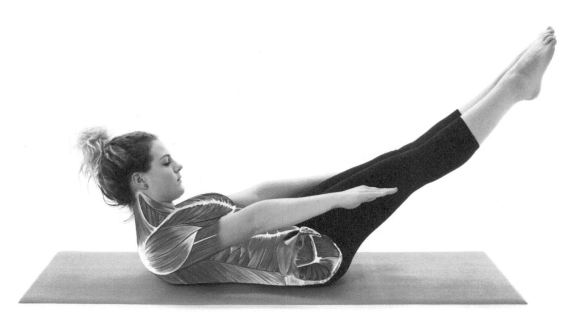

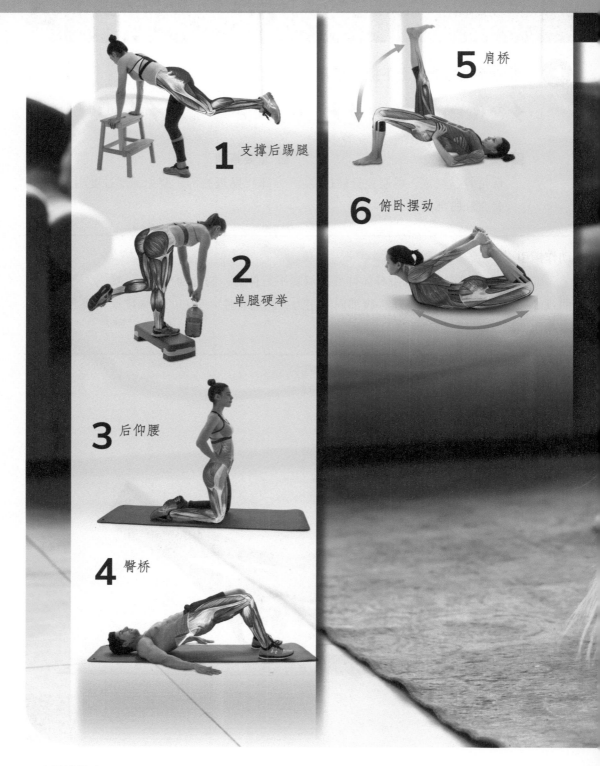

1 支撑后踢腿

2 单腿硬举

3 后仰腰

4 臀桥

5 肩桥

6 俯卧摆动

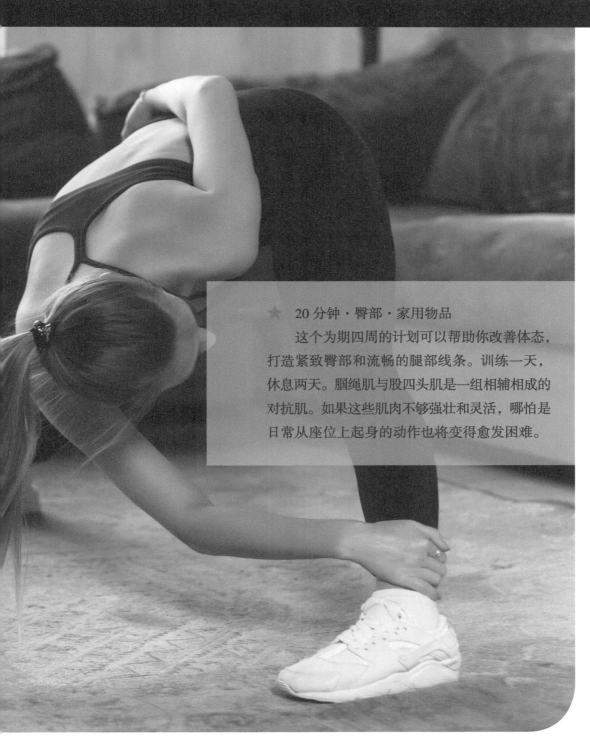

臀中肌

★ 20分钟·臀部·家用物品

这个为期四周的计划可以帮助你改善体态，打造紧致臀部和流畅的腿部线条。训练一天，休息两天。腘绳肌与股四头肌是一组相辅相成的对抗肌。如果这些肌肉不够强壮和灵活，哪怕是日常从座位上起身的动作也将变得愈发困难。

髋关节

1 支撑后踢腿

▶ 抬起一条腿并伸直。

⚡ 重复做 2 组，
每组 6 次

⚡⚡ 重复做 2 组，
每组 8 次

⚡⚡⚡ 重复做 2 组，
每组 10 次

■ **友情提示**

将你的手或前臂放在一个固定的
支撑物上来保持平衡。

■ **重要事项**

后踢腿的动作要尽量缓慢。

动作指引

　　双手撑在稳固的凳子或椅子上，上半身向前倾斜，通过向后踢腿来伸展你的臀部。换
另一条腿，重复同样的动作。

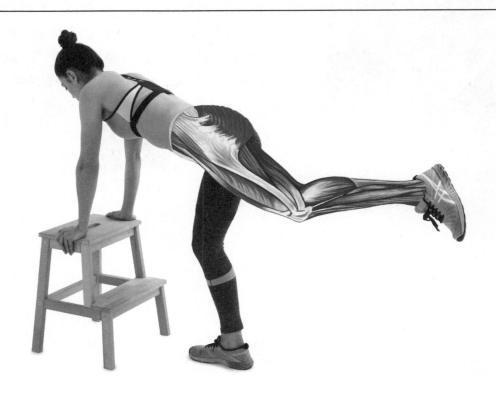

腿部

单腿硬举 2

 弯曲臀部，身体前倾，保持一条腿抬起。

⚡ 重复做 2 组，
每组 6 次

⚡⚡ 重复做 2 组，
每组 8 次

⚡⚡⚡ 重复做 2 组，
每组 10 次

■ **友情提示**

保持背部伸展，收紧竖脊肌，以
防损伤腰椎。

■ **重要事项**

在整个练习过程中，一侧的膝关节几乎
完全伸展，其位置的变化很小。与弯曲
的腿一样，它必须保持不动。

动作指引

双手抓住一个重物。弯曲臀部，使你的上半身向前倾斜，脊柱保持伸展。抬起一条腿，
该腿的膝关节弯曲至 90°，另一侧的膝关节则几乎完全伸展开。一旦达到极限位置，就伸
展臀部，提起重物，回到起始位置。

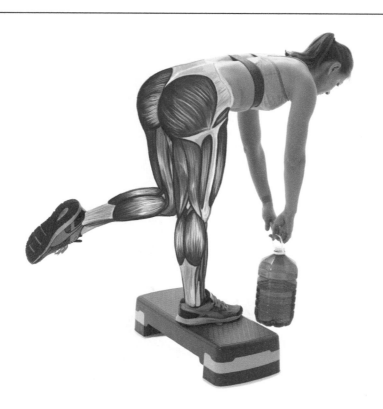

腿部

3 后仰腰

▶ 后仰腰，再回到直立位置。

⚡ **重复做 2 组，每组 6 次**　　⚡⚡ **重复做 2 组，每组 8 次**　　⚡⚡⚡ **重复做 2 组，每组 10 次**

■ **友情提示**

在练习时，稍稍分开双膝，以保持稳定。

■ **重要事项**

在练习过程中，大腿和上半身始终在一条直线上。

动作指引

　　跪在垫子上，或者在膝盖下面放置像毛巾一样柔软的东西，以保护膝盖。大腿和上半身呈一条直线。上半身向后仰，此时你会感受到股四头肌的牵拉。达到后仰的最低点后，重新回到直立位置。这个动作只要锻炼到股四头肌即可。

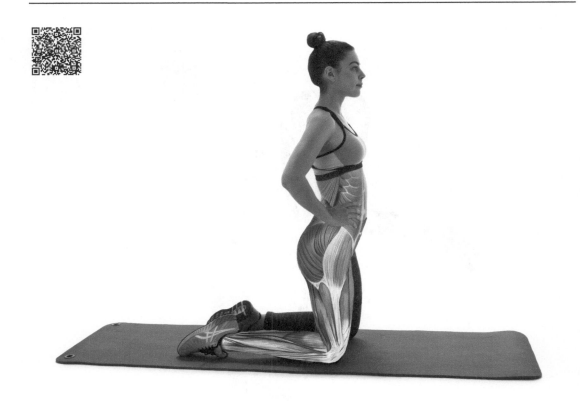

臀部

臀桥 4

▶ 抬高臀部。

⚡ **重复做 2 组，
每组 6 次**

⚡⚡ **重复做 2 组，
每组 8 次**

⚡⚡⚡ **重复做 2 组，
每组 10 次**

■ **友情提示**
腿部不要用力，整个动作尽量
舒缓。

■ **重要事项**
颈部放松。

动作指引

仰卧，臀部和膝关节弯曲，双脚放在垫子上。双手放在身体两侧，平于地面。收缩臀部，使臀部伸展，腰部抬起。上抬至最高点时，上半身和大腿平齐，身体的重心落在双脚和上背部。

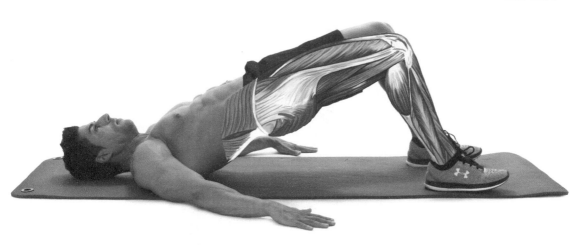

髋关节

5 | 肩桥

▶ 骨盆升高，一条腿抬起，向天花板方向伸展。

⚡ 重复做2组，
每组8次

⚡⚡ 重复做2组，
每组12次

⚡⚡⚡ 重复做2组，
每组16次

◼ **友情提示**
在做腿部动作时，保持臀部不动，腹部收缩。

◼ **重要事项**
如果你的背部或手臂有伤，请不要做这个动作。

动作指引

　　仰卧，双腿弯曲，脚底着地。骨盆抬起，双臂伸直并放在地面上。弯曲双肘，手掌放在腰部。吸气时抬起一条腿，膝关节弯曲至90°。呼气，伸展膝关节，脚跟推向天花板。吸气，在呼气的同时将腿放低，呈跖屈状。在吸气的同时，将膝关节弯曲至90°。

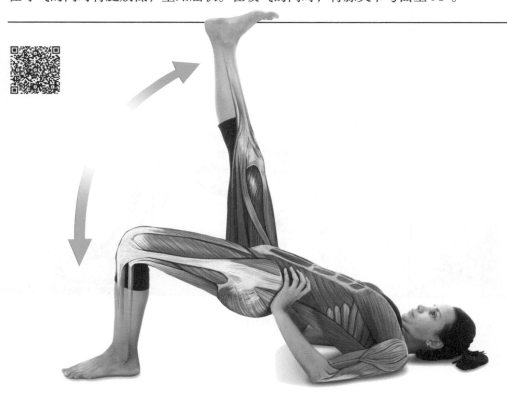

臀部

俯卧摆动 6

▶ 向前翻滚，抬起双腿，然后向后翻滚，抬起上半身。

⚡ 重复做 2 组，
每组 8 次

⚡⚡ 重复做 2 组，
每组 12 次

⚡⚡⚡ 重复做 2 组，
每组 16 次

■ **友情提示**

保持头部与脊柱和肩部平齐。

■ **重要事项**

双腿分开，以减小对耻骨的压力。

动作指引

俯卧，弯曲膝关节，双手抓住双脚。吸气，呼气时通过向前摆动上拉双腿。吸气、呼气，抬起上半身，向后摆动。弯曲臀部和背部进行放松。

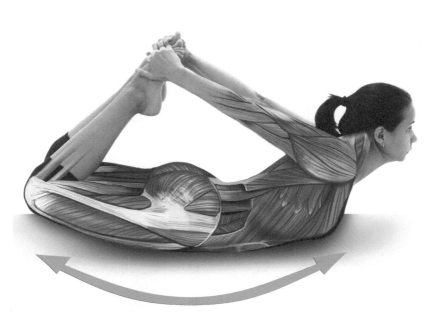

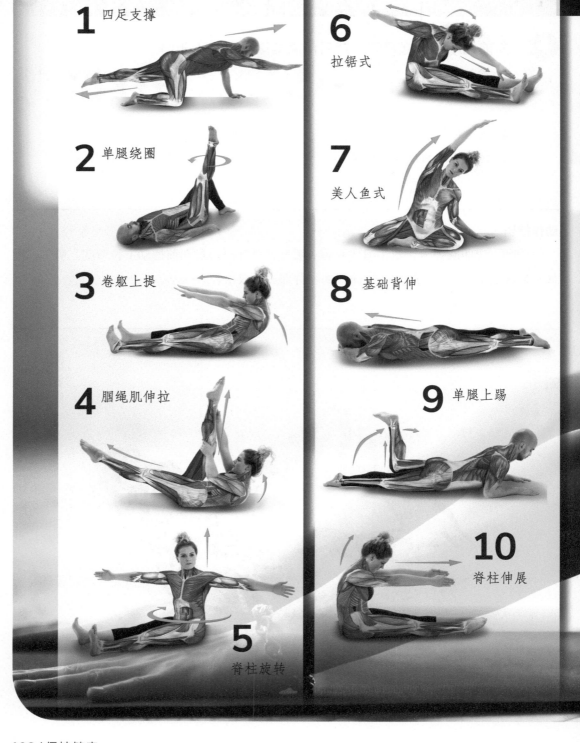

1 四足支撑

2 单腿绕圈

3 卷躯上提

4 腘绳肌伸拉

5 脊柱旋转

6 拉锯式

7 美人鱼式

8 基础背伸

9 单腿上踢

10 脊柱伸展

强壮而灵活的身体

★ 30分钟 · 全身 · 无需运动器材辅助

这套带有普拉提地板动作的练习将帮助你保持身体的敏捷性、灵活性和力量。

背部

1 四足支撑

▶ **背部不动，交替抬起手臂和腿部。**

⚡ 30 秒   ⚡⚡ 60 秒   ⚡⚡⚡ 90 秒

■ **友情提示**
只需伸展手臂和腿部。

■ **重要事项**
肩部放松。

动作指引

　　双手触地，脊柱伸展，颈部拉长，手臂和大腿垂直于地面。吸气、呼气，抬起一条手臂。放下手臂时吸气，换另一条手臂重复同样的动作。吸气，呼气时将一条腿向后延伸。放下这条腿时吸气，换另一侧重复同样的动作。吸气，呼气时抬起一条手臂和另一条腿。

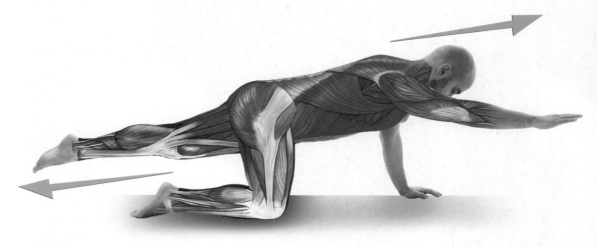

髋关节

单腿绕圈 2

 一条腿向上伸展，用脚尖画圆。

⚡ 30 秒　　　⚡⚡ 60 秒　　　⚡⚡⚡ 90 秒

■ 友情提示

肩颈放松。

■ 重要事项

为了防止肩胛骨和骨盆代偿发力，在练习过程中务必保持这些部位稳定。

动作指引

　　仰卧，颈部伸展，胸部打开。肩部放松，双臂平放在身体两侧，掌心朝下。保持骨盆放松，双腿平行并弯曲至 45°，脚底着地。吸气，伸展膝关节，向上抬腿。呼气，旋转腿部，并稍稍向外转。在不碰触地面的情况下将腿放低，用脚尖画一个圆。吸气，同时抬起这条腿，回到起始位置。

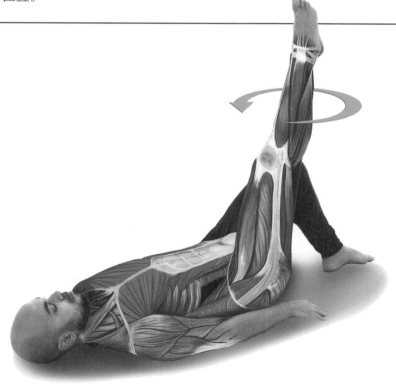

腹部

3 卷躯上提

▶ **逐渐卷起上半身，直到坐起。**

⚡ 30 秒   ⚡⚡ 60 秒   ⚡⚡⚡ 90 秒

■ **友情提示**
当你坐起来的时候，不要用肩部
推动身体。

■ **重要事项**
下巴尽量靠近胸部，帮助延展颈部。

动作指引

　　仰卧，双臂向后伸展，双脚分开至与臀部同宽，背部放松。吸气，腹部收缩，双臂抬起，下巴略微向胸部靠拢。呼气，同时逐渐卷起上半身，把自己抬高到坐姿，手臂与地面平行。继续收缩腹部肌肉，使身体向前弯曲。

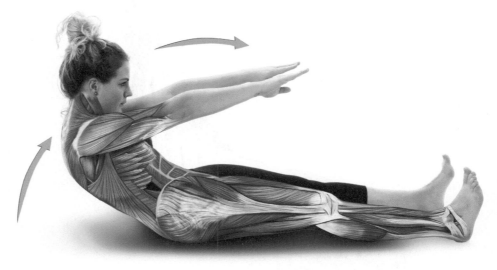

髋关节

腘绳肌伸拉 4

▶ 伸展双腿，将一条腿拉向前额，另一条腿下压至垫子。

⚡ 30 秒   ⚡⚡ 60 秒   ⚡⚡⚡ 90 秒

■ **友情提示**

躯干弯曲，下巴贴近胸部，以保护颈椎。

■ **重要事项**

保持骨盆不动，稳定腰部，防止拱起。每次换腿时，要多收紧腹肌。

动作指引

仰卧，背部贴地，双腿并拢并弯曲至 90°，双手放在膝关节外侧。吸气，呼气时弯曲上半身，伸展双膝，直到双腿垂直于地面。将你的手放在膝关节外侧，吸气。两次呼吸后，轻轻地将一条腿拉向躯干，并带有小幅度的弹动。协调双手，将放在膝关节外侧的那只手放到脚踝处，另一只手放到膝关节外侧。交叉时吸气，换腿时呼气。

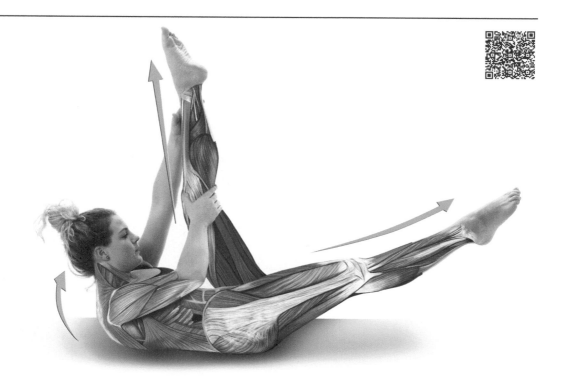

腹部

5 脊柱旋转

▶ 张开双臂，像螺旋桨一样摆动，带动上半身向两侧交替转动。

⚡ 30 秒　　　⚡⚡ 60 秒　　　⚡⚡⚡ 90 秒

■ **友情提示**

做这个动作时,应该从腰部发力,而不是肩部发力。

■ **重要事项**

骨盆和双腿保持不动。在斜方肌收缩时,你的背部会随着头部和肩部一起旋转。

动作指引

采用坐姿,背部垂直于地面,肩部放松,双臂向两侧展开。双腿伸直,略微分开。吸气,呼气时将脊柱向一侧旋转,从腰部开始发力。吸气,回到初始位置。呼气,向相反方向转动。当你回到起始位置时,吸气,然后重复动作。

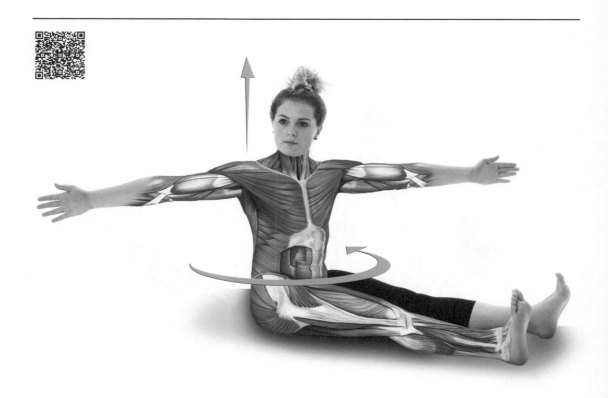

腹部

拉锯式 6

▶ 脊柱转向一侧，用你的一只手去碰触对侧的脚踝。

⚡ 30 秒   ⚡⚡ 60 秒   ⚡⚡⚡ 90 秒

■ 友情提示
腰部发力，保持骨盆不动，在身体向前弯曲之前转动背部。

■ 重要事项
颈部和股四头肌放松。

动作指引

　　吸气，呼气时将脊柱向一侧旋转并向上拉伸。腰部发力，保持颈部、脊柱和手臂在一条直线上，然后旋转脊柱。吸气，呼气时上半身向前弯曲。转动时，一只手向前触碰对侧的脚踝，另一只手向后伸展，进一步转动脊柱。吸气，回到初始姿势。呼气，换另一侧继续练习。每次练习时，记得尽量伸展脊柱。

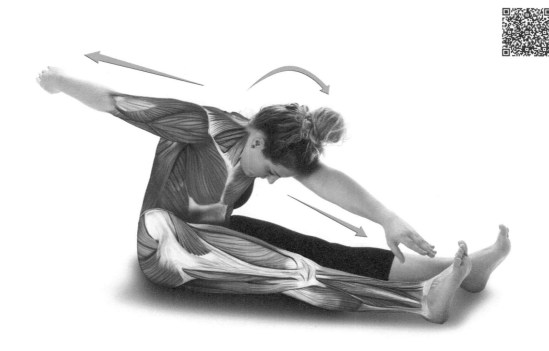

腹部

7 美人鱼式

▶ 上半身向两边交替侧压拉伸。

⚡ 30 秒　　　　⚡⚡ 60 秒　　　　⚡⚡⚡ 90 秒

■ 友情提示
腰部发力，骨盆不动。

■ 重要事项
颈部和股四头肌放松。

动作指引

　　采用坐姿，脊柱保持挺直，双臂张开，呈十字形。双腿弯曲，一只脚放在另一侧的大腿前。吸气，呼气时将一只手放在地面上，另一只手向上举，肘部伸直。上半身向一侧倾斜，顺着抬起的手臂方向尽量伸展。吸气，回到初始姿势。换另一侧，重复练习。

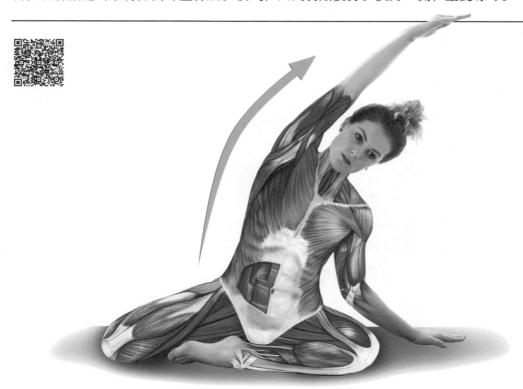

背部

基础背伸 8

▶ **俯卧，稍稍伸展背部。**

⚡ 30 秒　　　⚡⚡ 60 秒　　　⚡⚡⚡ 90 秒

■ **友情提示**

保持肩胛骨稳定。

■ **重要事项**

在整个练习过程中，保持腹部收紧；在伸展过程中，头部要与背部平齐。

动作指引

俯卧，双手放在额下，颈部伸展。双腿伸直，略微分开。吸气，呼气时做小幅度的背部伸展，同时腹部肌肉收紧，骨盆下压。保持颈部与背部在一条直线上，将额头放在双手上。吸气，放松胸部、肘部和双手。重复练习。

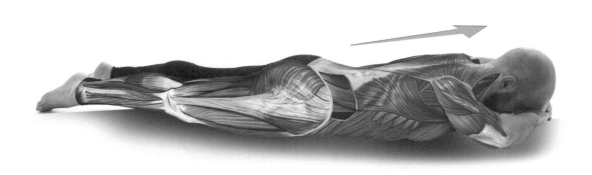

腿部

9 单腿上踢

▶ 弯曲一条腿，将脚跟移向臀部。

⚡ 30 秒　　　⚡⚡ 60 秒　　　⚡⚡⚡ 90 秒

■ **友情提示**
收紧腹部，以保护腰部。

■ **重要事项**
保持头部与背部在一条直线上，同时放松颈部。

动作指引

　　俯卧，肘部平放在地面上，掌心朝下，上背部充分伸展，耻骨贴地支撑身体，双腿伸直。吸气和呼气两次，将一条腿从地面上抬起，膝关节弯曲，用脚跟去碰触臀部。吸气，伸展膝关节。换另一条腿，重复这个动作。最后弯曲背部，放松身体。

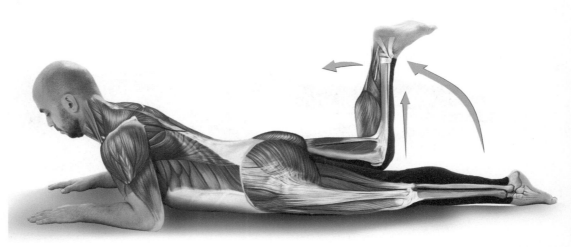

腹部

脊柱伸展 10

▶ 上半身向前弯曲。

⚡ 30 秒　　　⚡⚡ 60 秒　　　⚡⚡⚡ 90 秒

■ 友情提示

收紧腹部，以保护腰部。

■ 重要事项

保持头部与背部在一条直线上，同时放松颈部。

动作指引

采用坐姿，背部和颈部伸展，肩部放松，双臂向前伸直并与地面平行。双腿伸直，略微分开。吸气、呼气，同时弯曲颈部，一点点向前弯曲背部，腹部向后贴向脊柱。保持双腿伸展，双臂向前伸展并与地面平行，就像有东西在拉着你的双手一样。吸气，呼气时反向完成刚才所有的动作。一点点抬起背部，回到坐姿。

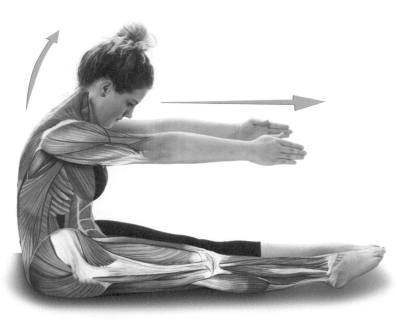

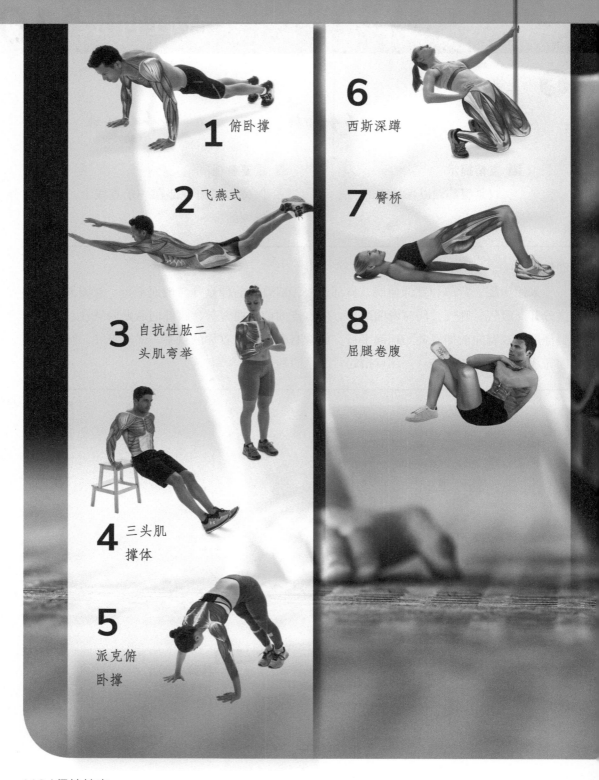

1 俯卧撑

2 飞燕式

3 自抗性肱二
头肌弯举

4 三头肌
撑体

5 派克俯
卧撑

6 西斯深蹲

7 臀桥

8 屈腿卷腹

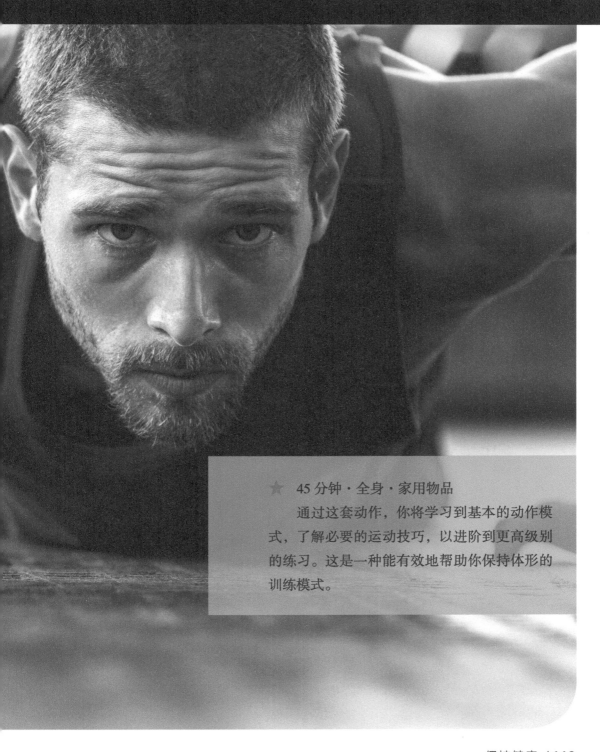

全身基础训练

☆ 45分钟·全身·家用物品

通过这套动作，你将学习到基本的动作模式，了解必要的运动技巧，以进阶到更高级别的练习。这是一种能有效地帮助你保持体形的训练模式。

胸部

1 俯卧撑

▶ **伸直肘部，抬起身体。**

⚡ 重复做 3 组，
每组 8 次

⚡⚡ 重复做 3 组，
每组 12 次

⚡⚡⚡ 重复做 3 组，
每组 16 次

■ **友情提示**
重点在于肘部和肩部的动作。

■ **重要事项**
上半身和下肢必须在一条直线上。

动作指引

面部朝下，俯卧在地上，双手放在胸部两侧，掌心朝下，不碰触胸部。脚尖撑地，背部和双腿挺直，身体与地面平行，尽可能接近地面，但又不碰触地面。从这个姿势开始，伸直肘部，抬起身体，使胸部远离地面。然后最大限度地降低身体，但不可趴在地上。

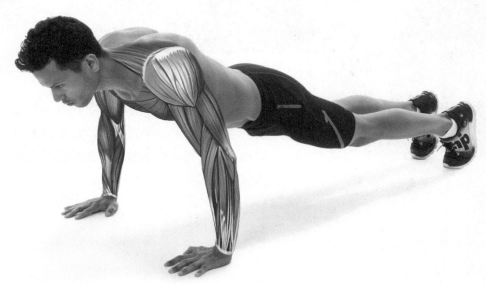

背部

飞燕式 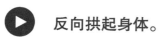 2

▶ **反向拱起身体。**

⚡ **重复做 3 组，每组 10 次**　　⚡⚡ **重复做 3 组，每组 12 次**　　⚡⚡⚡ **重复做 3 组，每组 14 次**

■ **友情提示**
颈部不要过度向后弯曲，尽量保持平衡。

■ **重要事项**
做这个动作时，不要强迫自己过度伸展。

动作指引

　　面部朝下，俯卧在地上，四肢伸直。从这个准备姿势开始，反向拱起身体，使双臂和双腿向上抬起，与地面分开，最大限度地伸展脊柱。这个动作看似简单，但要形成有效的弧度并保持几秒并不容易。

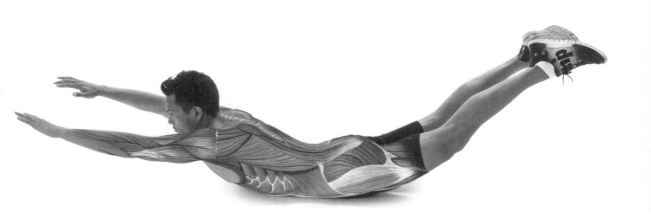

手臂

3 自抗性肱二头肌弯举

▶ 一只手用力向下压另一侧的手臂。

⚡ 重复做 3 组，
每组 10 次

⚡⚡ 重复做 3 组，
每组 12 次

⚡⚡⚡ 重复做 3 组，
每组 14 次

■ 友情提示
保持躯干和下肢在一条直线上。

■ 重要事项
稳定肩胛骨。

动作指引

一只手紧握另一只手的手腕，慢慢向上弯曲被握住手腕的那一侧的肘部。同时，另一侧的手向下施力，增加负重。

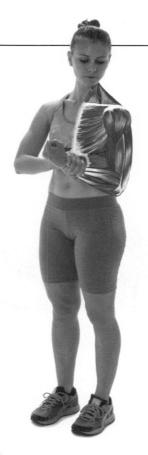

臂部

三头肌撑体 4

 通过弯曲肘部来降低身体的高度。

⚡ **重复做 3 组，每组 8 次**　　⚡⚡ **重复做 3 组，每组 12 次**　　⚡⚡⚡ **重复做 3 组，每组 16 次**

■ **友情提示**

双脚脚跟着地，臀部与高脚凳或长凳保持一定的距离，以避免在练习过程中背部撞到高脚凳。

■ **重要事项**

在整个练习过程中，确保两肘靠拢，分开的幅度不要过大。

动作指引

背部朝向高脚凳或长凳，双手向后支撑身体，双腿前伸，这样身体的重心就完全落在双臂上。弯曲肘部，降低身体。当达到动作的最低点时，伸展肘部，向上撑起整个身体的重量。为保持身体平衡，在练习中也可以双脚着地。

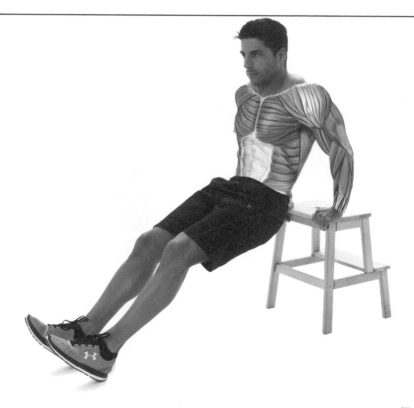

肩部

5 派克俯卧撑

▶ 伸展肘部，推动身体向上移动。

⚡ **重复做 3 组，每组 8 次**　⚡⚡ **重复做 3 组，每组 12 次**　⚡⚡⚡ **重复做 3 组，每组 16 次**

■ **友情提示**
手指朝前，双手分开，与肩同宽。

■ **重要事项**
收紧腹部,颈部和上半身在一条直线上。

动作指引

由站立姿势开始，弯曲臀部，放平手掌，使上半身几乎垂直于地面。肘部弯曲，头部向下，贴近地面，然后将肘部伸直，回到站立姿势。

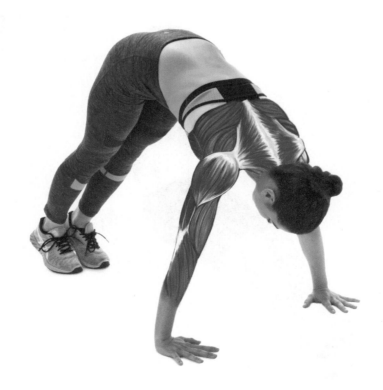

腿部

西斯深蹲 6

 膝关节弯曲，身体向后倾倒。

⚡ **重复做 3 组，每组 8 次**

⚡⚡ **重复做 3 组，每组 12 次**

⚡⚡⚡ **重复做 3 组，每组 16 次**

■ **友情提示**

一只手始终牢牢抓住支撑物，保持平衡。

■ **重要事项**

保持大腿和上半身在一条直线上。

动作指引

抓住一个竖直的支撑物，柱子、栏杆、把手或类似的物品都可以。弯曲膝关节，身体向后倾，上半身和大腿保持平齐。当身体后仰至最低点时，身体重心全部落在脚尖上。此时，要尽力保持身体平衡。然后缓缓伸展膝关节，回到站立姿势。

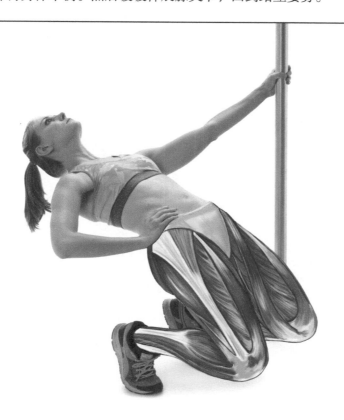

臀部

7 臀桥

▶ 抬起骨盆。

⚡ **重复做 3 组，每组 8 次**　　⚡⚡ **重复做 3 组，每组 12 次**　　⚡⚡⚡ **重复做 3 组，每组 16 次**

■ **友情提示**

避免强行拉伸颈椎。

■ **重要事项**

背部保持挺直并与大腿在一条直线上，而不要向一侧倾斜。

动作指引

面部朝上，平躺在地上，背部挺直，背部和脚底着地，膝关节弯曲，颈部放松。伸展臀部，抬起骨盆，直到上半身与大腿平齐，然后回到初始位置。如果这个练习对你来说非常容易，则可以在下腹处放置杠铃片、哑铃或负重袋，适当增加阻力。

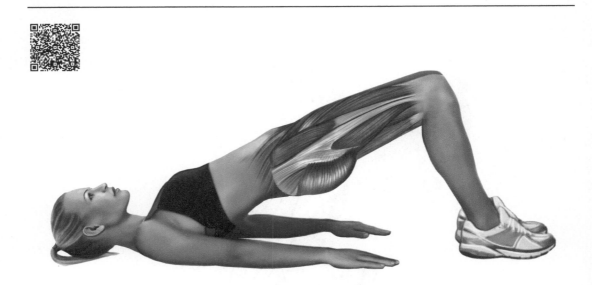

腹部

屈腿卷腹 8

 肘部碰触对侧膝关节。

⚡ 重复做 3 组，
每组 8 次

⚡⚡ 重复做 3 组，
每组 12 次

⚡⚡⚡ 重复做 3 组，
每组 16 次

■ 友情提示

抬起上半身，使胸部靠近膝盖。

■ 重要事项

上半身向后倾斜，拉伸腹部肌肉时，动作要和缓且受控，避免身体猛然倾倒或肌肉抽搐。

动作指引

平躺在地上，两手于胸前交叉。膝关节弯曲，一条腿放在地面上，另一侧的脚放在这条腿上，脚踝与对侧的膝关节接触，如下图所示。试着弯曲和旋转你的上半身，使肘部去碰触对侧的膝关节。记住，肘部移向交叉腿的膝关节。完成一侧的练习后，换另一侧，重复同样的动作。

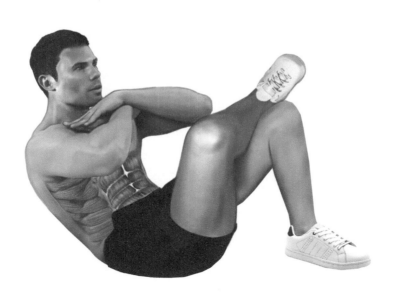